U0229273

头颈部肿瘤放射治疗危及器官勾画精要

主　审　于金明

主　编　胡　漫

副主编　徐　瑾　孙朋朋

编　者　（以姓氏笔画为序）

丁行晨　山东第一医科大学附属肿瘤医院

于　水　山东第一医科大学附属肿瘤医院

王冬青　山东第一医科大学附属肿瘤医院

孙朋朋　山东第一医科大学附属肿瘤医院

杨　佳　山东第一医科大学附属肿瘤医院

张莹莹　中南大学湘雅医院

范秉杰　山东第一医科大学附属肿瘤医院

孟东方　山东第一医科大学附属肿瘤医院

胡　漫　山东第一医科大学附属肿瘤医院

班晓辉　淄博万杰肿瘤医院

徐　亮　山东第一医科大学附属肿瘤医院

徐　瑾　山东第一医科大学附属肿瘤医院

曹秀娟　山东第一医科大学附属肿瘤医院

董　伟　山东第一医科大学附属肿瘤医院

滕　凯　山东第一医科大学附属肿瘤医院

人民卫生出版社
·北　京·

图书在版编目（CIP）数据

头颈部肿瘤放射治疗危及器官勾画精要 / 胡漫主编
. —北京：人民卫生出版社，2024.3
ISBN 978-7-117-36106-4

Ⅰ.①头… Ⅱ.①胡… Ⅲ.①头颈部肿瘤－放射治疗
学－图谱 Ⅳ.①R739.91-64

中国国家版本馆 CIP 数据核字（2024）第 060260 号

人卫智网 www.ipmph.com	医学教育、学术、考试、健康，	
	购书智慧智能综合服务平台	
人卫官网 www.pmph.com	人卫官方资讯发布平台	

头颈部肿瘤放射治疗危及器官勾画精要
Toujingbu Zhongliu Fangshezhiliao Weijiqiguan Gouhuajingyao

主　　编：胡　漫
出版发行：人民卫生出版社（中继线 010-59780011）
地　　址：北京市朝阳区潘家园南里 19 号
邮　　编：100021
E - mail：pmph @ pmph. com
购书热线：010-59787592　010-59787584　010-65264830
印　　刷：人卫印务（北京）有限公司
经　　销：新华书店
开　　本：787×1092　1/16　　印张：14
字　　数：244 千字
版　　次：2024 年 3 月第 1 版
印　　次：2024 年 6 月第 1 次印刷
标准书号：ISBN 978-7-117-36106-4
定　　价：168.00 元
打击盗版举报电话：010-59787491　E-mail：WQ @ pmph.com
质量问题联系电话：010-59787234　E-mail：zhiliang @ pmph.com
数字融合服务电话：4001118166　E-mail：zengzhi @ pmph.com

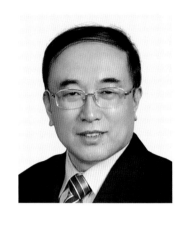

于金明

中国工程院院士、博士生导师,山东第一医科大学(山东省医学科学院)名誉校(院)长、山东第一医科大学附属肿瘤医院院长,中国临床肿瘤学会(CSCO)候任理事长、中华医学会放射肿瘤治疗学分会名誉主任委员、中国抗癌协会肿瘤多学科诊疗(MDT)专业委员会主任委员、山东省抗癌协会理事长、山东省医学会肿瘤学分会主任委员、山东院士专家联合会会长、山东省高层次人才发展促进会会长。曾获全国五一劳动奖章、全国优秀留学回国人员、全国先进工作者、卫生部有突出贡献中青年专家、泰山学者攀登计划专家、山东省首届齐鲁杰出人才提名奖等人才称号、荣誉及奖项。曾任中国共产党第十七次全国代表大会代表,第十届、第十二届~第十四届全国人民代表大会代表。

我国精确放射治疗领域的主要开拓者之一,在突破制约放射治疗效果的两大瓶颈——靶区精确勾画和射线精确施照方面做出了重大贡献,研究成果被列入中国、美国、欧洲和加拿大等权威肿瘤治疗指南,是在美国临床肿瘤学会做主会场报告的第一位中国大陆学者。作为第一完成人获得国家科学技术进步奖二等奖2项、何梁何利基金科学与技术进步奖1项,山东省科学技术最高奖1项、省科学技术进步奖一等奖3项。发表论文700余篇,出版专著20余部。团队被山东省委、省政府评为"十大优秀创新团队",并授予集体一等功,团队成员两次获得美国放射治疗年会(ASTRO)"国际论文奖"。

主编简介

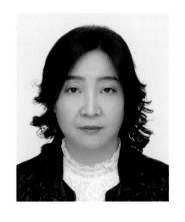

胡 漫

　　医学博士、博士生导师、教授、主任医师、科主任,哈佛大学/麻省总医院访问学者、斯隆-凯特琳癌症中心访问学者。荣获"山东省有突出贡献的中青年专家""山东省十佳女医师"称号。任山东省疼痛医学会肿瘤放射治疗专业委员会主任委员,山东省临床肿瘤学会鼻咽癌专业委员会主任委员,中国医药教育协会介入微创治疗专业委员会常务委员,中国抗癌协会脑胶质瘤专业委员会委员,中国医师协会脑胶质瘤专业委员会青年委员,山东省抗癌协会放射肿瘤学分会常务委员。

　　擅长头颈颅脑肿瘤的个体化精准诊治,主攻功能影像引导的生物调强放射治疗、质子放疗。主持国家重点研发计划、国家自然科学基金、省市级项目等10余项。作为第一完成人获山东省科学技术进步奖二等奖1项、三等奖1项,其他市厅级科研奖励5项。作为第一作者在美国临床肿瘤学会(ASCO)大会做主旨报告,为 ASCO 优秀奖(Merit Award Winner)获得者,多次以第一作者或通信作者在美国放射肿瘤学会(ASTRO)会议上做报告并荣获 ASTRO 最佳摘要奖(Best of ASTRO),发表论文50余篇,研究成果已被国际权威性指南——美国国立综合癌症网络(NCCN)临床实践指南采纳引用。

  头颈部肿瘤约占全身恶性肿瘤的 30%,原发部位和病理类型之多,居全身肿瘤之首。放疗是头颈部肿瘤根治性治疗的重要手段之一。头颈部肿瘤形状不规则,往往包绕或毗邻周围重要的组织器官。危及器官的照射限量常常导致靶区剂量无法提升,同时放疗引起的不良反应严重影响患者的生活质量,是头颈部肿瘤患者治疗面临的巨大问题。因此,对头颈部肿瘤危及器官的精准勾画是头颈部肿瘤精准放疗的基本前提和必然要求。

  头颈部肿瘤的危及器官多达 20 余个,勾画困难、耗时长,是放疗科医师和物理师在临床工作中面临的难点。本书总结了主编团队多年的临床经验,以与危及器官有密切关系的解剖学标记作为标志,编写了在大孔径 CT 模拟定位图像上勾画各个危及器官的要点和特点,并将相同体位、相同固定方式的模拟定位 MRI 增强图像进行精准融合,通过模拟定位 MRI 验证勾画的准确性,为放疗科医师和物理师特别是初学者按图索骥进行准确勾画、快速掌握勾画技巧提供了依据。目前,尽管人工智能自动勾画已应用于临床,但勾画后的结果仍需人工进行修改。本书对于夯实勾画各危及器官的基本功具有重要的参考学习价值。

于金明

中国工程院院士

山东第一医科大学附属肿瘤医院院长

中国临床肿瘤学会(CSCO)候任理事长

前　言

　　头颈部器官的解剖结构非常复杂、重要的危及器官多而密集,目前关于头颈部危及器官勾画的参考书多是基于诊断 CT 或 MRI 的图谱,但在临床放疗实践中,对危及器官的勾画是在大孔径 CT 模拟定位图像上进行。由于大孔径 CT 模拟定位图像是患者在垫头枕、戴有面罩、双上肢下垂的体位下进行扫描获得的,与诊断 CT 成像体位相差较大;另外,大孔径 CT 模拟定位图像较诊断 CT 图像分辨率低。因此,在大孔径 CT 模拟定位图像上勾画正常器官时很难找到诊断 CT 图像上的相应位置。诊断 MRI 与模拟定位 CT 扫描的体位不同、层厚不同,图像的融合配准误差大,尤其是对视神经、视交叉、内耳、耳蜗、听神经等精细结构的勾画不准确,因此,不适合用于勾画头颈部肿瘤危及器官。

　　为了精准勾画头颈部肿瘤的危及器官,我们编写了本书,并突出以下特点:第一,强调了基于大孔径 CT 模拟定位图像勾画头颈部危及器官的要点,并且根据危及器官的功能不同,按照不同优先级别的器官顺序进行编写。第二,突出了勾画危及器官的难点,即准确辨识危及器官的边界。对于在 CT 图像上分辨率高、边界清楚的器官,采用直接辨识法;对于 CT 图像上边界不清晰的器官,采用间接辨识法,即通过对毗邻结构边界的辨识确定危及器官的边界。第三,汇总了各危急器官剂量限定的关键点,通过列表的方式简单明了地掌握不同研究、不同指南规定中危急器官的参数和阈值,方便读者在临床放疗工作中参考。

　　相信本书所阐述的内容将会在放疗科医师、物理师的临床工作中发挥重要作用,并能推进精准放疗的实施。由于本书的编写时间有限,难免有不足和纰漏,请各位读者批评指正。

胡　漫

2024 年 1 月

目　录

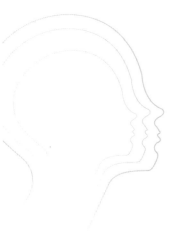

第一章
脑干与脊髓的勾画与剂量限制

第一节　解剖与功能特点

　　脑干位于大脑下方,脊髓和间脑之间,是中枢神经系统的较小部分,呈不规则的柱状。脑干自下而上由延髓、脑桥、中脑三部分组成。脑干内的白质由上、下行的传导束,以及脑干各部所发出的神经纤维所构成。脑干是大脑、小脑与脊髓相互联系的重要通路。脑干内的灰质分散成大小不等的核团,称为"神经核"。神经核接受外围的传入冲动并传出冲动支配器官的活动,且与上行、下行传导束的传导有关。此外,在延髓和脑桥内有调节心血管运动、呼吸、吞咽、呕吐等重要生理活动的反射中枢。若这些中枢受损伤,将导致心律和血压调节障碍,甚至危及患者生命。脑干上界与间脑相连,间脑的内腔为第三脑室,下界在枕骨大孔下缘水平与脊髓相续,背面与小脑相连,之间的腔室为第四脑室,中脑周围为环池,背面为四叠体池,脑桥周围为脑桥小脑角池、桥池,延髓周围为延池。

　　脊髓走行于椎管内,上端连接延髓,两侧发出成对的脊神经,分布于四肢、体壁和内脏。脊髓内部有一个 H 形(蝴蝶形)灰质区,主要由神经细胞构成;在灰质区周围为白质区,主要由有髓神经纤维组成。脊髓是周围神经与脑之间的通路以及许多简单反射的中枢,脊髓损伤会造成损伤平面以下正常的运动功能和感觉功能减退或丧失。

第二节　勾　画　图　谱

一、脑干勾画要点

1. 在 CT 增强扫描图像上勾画,最大扫描层厚建议为 3mm。勾画时选择软组织窗,调整合适的窗宽、窗位,更清楚地显示脑干解剖结构,便于勾画。

2. 有条件的单位,可行 MRI 增强图像融合定位,取与定位 CT 相同体位,常用的序列为 T_1WI、T_2WI、T_1WI 增强及 T_2 FLAIR。脑干勾画时选择 T_2WI,能更清楚地显示脑干周围的脑池,利于准确勾画。

3. 枕骨大孔下缘与第一颈椎(寰椎)上缘交界处为脑干与脊髓分界处:在骨窗上可参考枕骨下界消失的层面。寰椎与枢椎(第二颈椎)融合,枢椎的齿突为颈椎起始部分。因与患者的体位相关,枕骨大孔下界在轴位上不易确定,部分患者可以参考 CT 矢状面图像。

4. 当脑干作为危及器官时,建议外扩 1~3mm 作为计划体积(PRV)以准确评价脑干可耐受的照射剂量。

二、脊髓勾画要点

1. CT 增强扫描图像勾画条件及融合 MRI 图像勾画条件与脑干勾画相同。

2. 仅勾画真正的脊髓,而不包括整个椎管。

3. 若为头颈部肿瘤危及器官,勾画脊髓时需从第一颈椎开始至胸锁关节下 2cm,或按照靶区及照射野范围和临床需求勾画。

4. 评价危及器官可耐受的照射剂量(简称受量)时建议外扩 3~5mm 作为计划体积(PRV),以准确评价脊髓受量。

图 1-1~ 图 1-47 展示了颅顶至颅底脑干的勾画、脑干与颈髓连接层面的勾画和颈髓起始部部分层面的勾画。以 CT 图像为基础进行勾画,对比融合 MRI 图像,用以验证在 CT 图像上勾画的准确性。图中绿色线勾画为脑干,红色线勾画为脊髓。

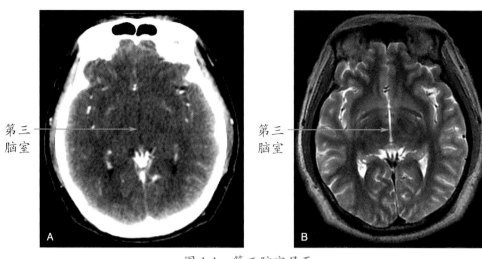

图 1-1 第三脑室层面

图示第三脑室下界,从该层以下开始勾画脑干

A. CT 图像,第三脑室为颅脑中线条状低密度结构;B. MRI T_2 加权像,第三脑室内的脑脊液为高信号,与 CT 图像相比标志明显,更易识别。

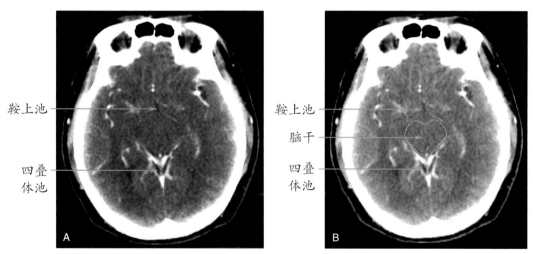

图 1-2 脑干最上层 CT 横断面

A. 勾画前 CT 增强图像;B. 勾画后 CT 增强图像。

CT 图像上显示的脑干最上层横断面:颅脑中线上前部低密度影为鞍上池最上方,较狭小,后部池状低密度影为四叠体池,脑干周围可见颅内血管强化影,沿四叠体池低密度影及血管强化影形成的环形结构向前勾画,至鞍上池后方汇合。

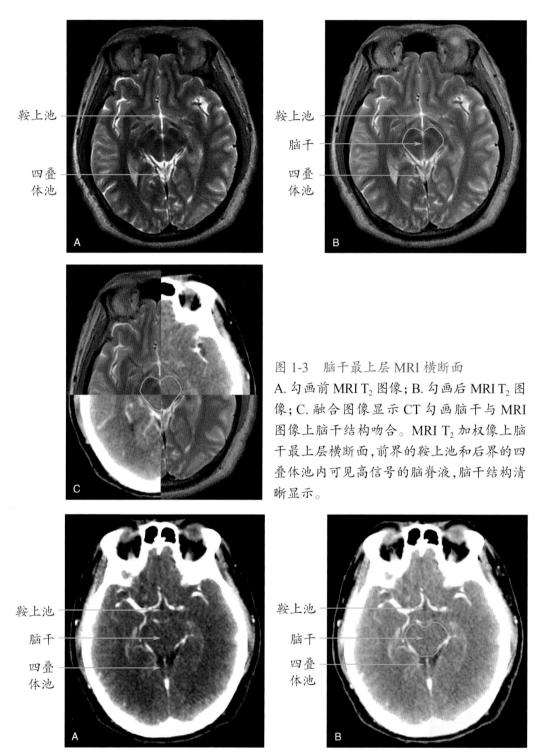

图 1-3　脑干最上层 MRI 横断面

A. 勾画前 MRI T_2 图像；B. 勾画后 MRI T_2 图像；C. 融合图像显示 CT 勾画脑干与 MRI 图像上脑干结构吻合。MRI T_2 加权像上脑干最上层横断面，前界的鞍上池和后界的四叠体池内可见高信号的脑脊液，脑干结构清晰显示。

图 1-4　脑干 CT 横断面

A. 勾画前 CT 增强图像；B. 勾画后 CT 增强图像。

颅脑中线上前部低密度影为鞍上池，后部池状低密度影为四叠体池，脑干周围可见颅内血管强化影。沿四叠体池低密度影及血管强化影形成的环形结构向前勾画，至鞍上池后方汇合。

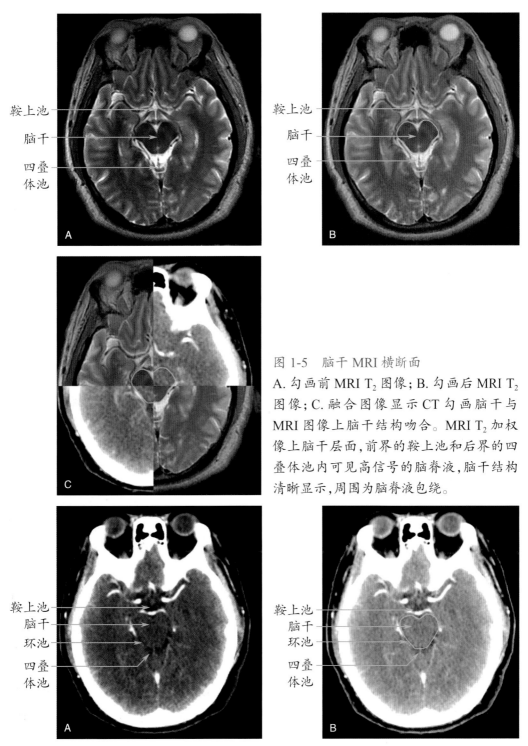

图 1-5 脑干 MRI 横断面

A. 勾画前 MRI T$_2$ 图像；B. 勾画后 MRI T$_2$ 图像；C. 融合图像显示 CT 勾画脑干与 MRI 图像上脑干结构吻合。MRI T$_2$ 加权像上脑干层面，前界的鞍上池和后界的四叠体池内可见高信号的脑脊液，脑干结构清晰显示，周围为脑脊液包绕。

图 1-6 鞍上池层面 CT 横断面

A. 勾画前 CT 增强图像；B. 勾画后 CT 增强图像。

颅脑中线上前部五角形低密度影为鞍上池，后部池状低密度影为四叠体池，脑干周围可见低密度环池影和颅内血管强化影。沿四叠体池、环池低密度影及血管强化影形成的环形结构勾画，至鞍上池后方汇合。

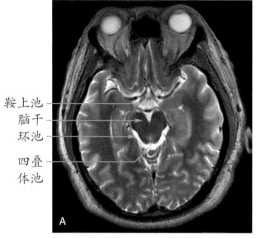

鞍上池
脑干
环池
四叠
体池

A

鞍上池
脑干
环池
四叠
体池

B

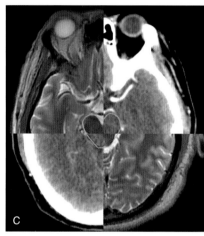

C

图 1-7　鞍上池层面 MRI 横断面

A. 勾画前 MRI T_2 图像；B. 勾画后 MRI T_2 图像；C. 融合图像显示 CT 勾画脑干与 MRI 图像上脑干结构吻合。MRI T_2 加权像上脑干层面，前界的鞍上池和后界的四叠体池内可见高信号的脑脊液，脑干结构清晰显示，周围为环池的脑脊液包绕。

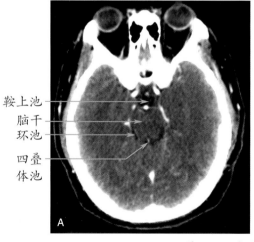

鞍上池
脑干
环池
四叠
体池

A

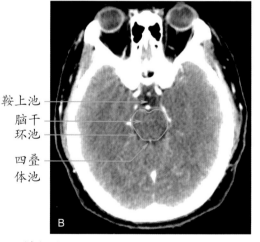

鞍上池
脑干
环池
四叠
体池

B

图 1-8　脑干 CT 横断面

A. 勾画前 CT 增强图像；B. 勾画后 CT 增强图像。

颅脑中线上前部六角形低密度影为鞍上池，后部池状低密度影为四叠体池，脑干周围可见低密度环池影和颅内血管强化影。沿四叠体池、环池低密度影及血管强化影形成的环形结构勾画，至鞍上池后方汇合。

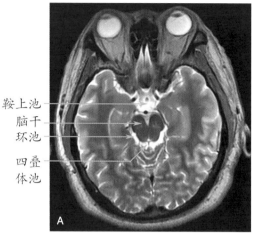

鞍上池
脑干
环池
四叠
体池

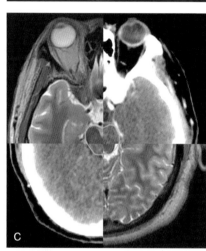

图 1-9 脑干 MRI 横断面

A. 勾画前 MRI T_2 图像；B. 勾画后 MRI T_2 图像；C. 融合图像显示 CT 勾画脑干与 MRI 图像上脑干结构吻合。MRI T_2 加权像上脑干层面，前界的鞍上池和后界的四叠体池内可见高信号的脑脊液，脑干结构较清晰，周围为环池的脑脊液包绕。

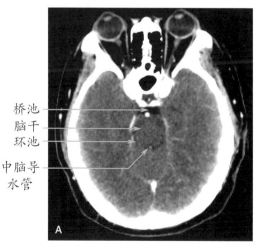

桥池
脑干
环池
中脑导
水管

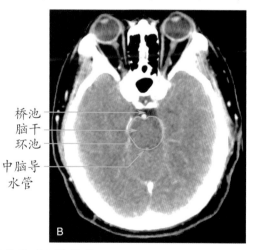

桥池
脑干
环池
中脑导
水管

图 1-10 垂体蝶鞍层面 CT 横断面

A. 勾画前 CT 增强图像；B. 勾画后 CT 增强图像。

垂体蝶鞍层面：蝶鞍后方低密度影为桥池，内可见基底动脉高密度影，是脑干的前界；后界为中脑导水管后缘，周围有环池及强化血管影围绕。中脑导水管位于中脑背侧贯穿中脑全长，与第三、第四脑室相连通。此层脑干结构外形较清晰。

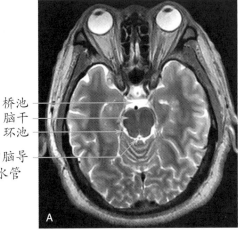

桥池
脑干
环池
中脑导
水管

桥池
脑干
环池
中脑导
水管

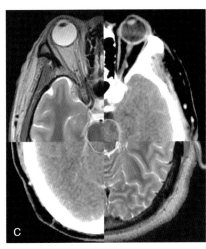

图 1-11 垂体蝶鞍层面 MRI 横断面

A. 勾画前 MRI T_2 图像;B. 勾画后 MRI T_2 图像;C. 融合图像显示 CT 勾画脑干与 MRI 图像上脑干结构吻合。脑干前界为桥池,后界为中脑导水管后缘,周围有环池围绕,内可见高信号脑脊液填充。桥池位于枕骨斜坡与脑桥腹侧面之间,向上通脚间池,向两侧通脑桥小脑角池,池内有基底动脉。

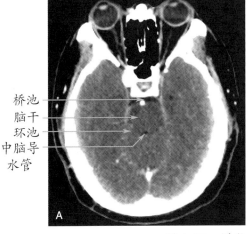

桥池
脑干
环池
中脑导
水管

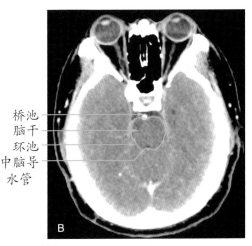

桥池
脑干
环池
中脑导
水管

图 1-12 蝶鞍层面 CT 横断面

A. 勾画前 CT 增强图像;B. 勾画后 CT 增强图像。

蝶鞍后方低密度影为桥池,内可见基底动脉高密度影,为脑干的前界;后界为中脑导水管后缘,周围有环池及强化血管影围绕。此层脑干结构外形较清晰。

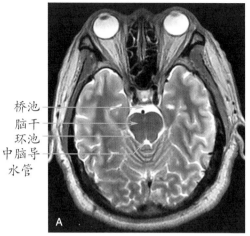
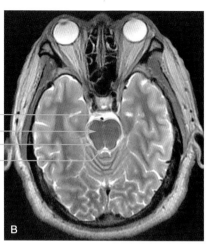

桥池
脑干
环池
中脑导
水管

桥池
脑干
环池
中脑导
水管

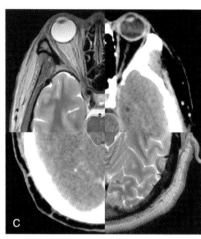

图 1-13 蝶鞍层面 MRI 横断面

A. 勾画前 MRI T_2 图像；B. 勾画后 MRI T_2 图像；C. CT 勾画脑干与 MRI 图像上脑干结构吻合。脑干前界为桥池，后界为中脑导水管后缘，周围有环池围绕，内可见高信号脑脊液填充，脑干结构清晰。

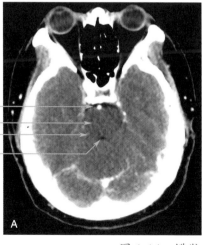
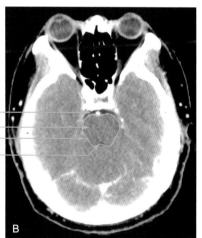

桥池
脑干
环池
中脑导
水管

桥池
脑干
环池
中脑导
水管

图 1-14 蝶鞍层面 CT 横断面

A. 勾画前 CT 增强图像；B. 勾画后 CT 增强图像。

蝶鞍后方低密度影为桥池，内可见基底动脉高密度影，是脑干的前界；后界为中脑导水管后缘，周围有环池及强化血管影围绕。

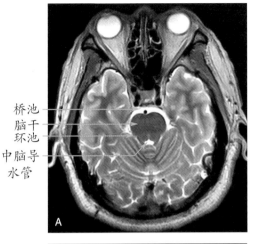

桥池
脑干
环池
中脑导
水管

图 1-15　蝶鞍层面 MRI 横断面

A. 勾画前 MRI T₂ 图像；B. 勾画后 MRI T₂ 图像；C. 融合图像显示 CT 勾画脑干与 MRI 图像上脑干结构吻合。脑干前界为桥池，后界为中脑导水管后缘，周围有环池围绕，内可见高信号脑脊液填充，脑干结构清晰。

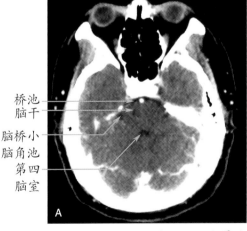

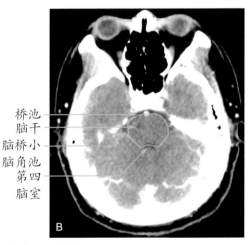

桥池
脑干
脑桥小
脑角池
第四
脑室

图 1-16　颞骨岩部层面 CT 横断面

A. 勾画前 CT 增强图像；B. 勾画后 CT 增强图像。

颞骨岩部出现，构成颅后窝，颞骨岩部后内侧面低密度影为桥池和脑桥小脑角池，包绕脑干；中线上位于脑组织中央的低密度影为第四脑室，是位于脑干与小脑之间的腔隙，也是脑干的后界。脑桥小脑角池位于脑桥、延髓与小脑交界处，内可见低密度脑脊液。沿第四脑室前缘向两侧至脑桥小脑角池勾画脑干。

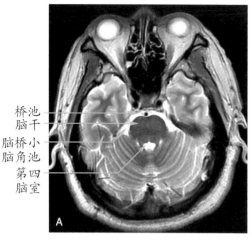
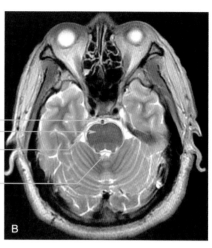

桥池
脑干
脑桥小脑角池
第四脑室

桥池
脑干
脑桥小脑角池
第四脑室

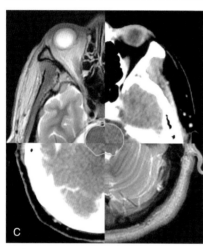

图 1-17　颞骨岩部层面 MRI 横断面

A. 勾画前 MRI T_2 图像；B. 勾画后 MRI T_2 图像；C. 融合图像显示 CT 勾画脑干与 MRI 图像上脑干结构吻合。脑干前界为桥池，后界为第四脑室，周围有脑桥小脑角池，脑干结构清晰。

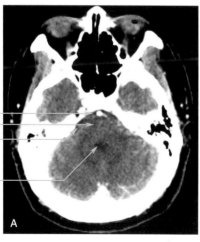
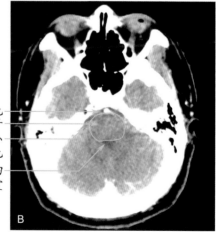

桥池
脑干
脑桥小脑角池
第四脑室

桥池
脑干
脑桥小脑角池
第四脑室

图 1-18　第四脑室层面 CT 横断面

A. 勾画前 CT 增强图像；B. 勾画后 CT 增强图像。

颞骨岩部后侧内面低密度影为桥池和脑桥小脑角池，包绕脑干；中线上位于脑组织中央的低密度影为第四脑室，是位于脑干与小脑之间的腔隙，也是脑干的后界。沿第四脑室前缘向两侧至脑桥小脑角池勾画脑干。

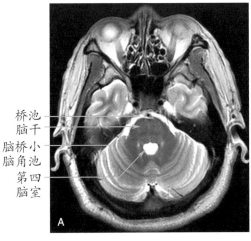
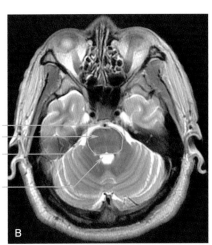

桥池
脑干
脑桥小脑角池
第四脑室

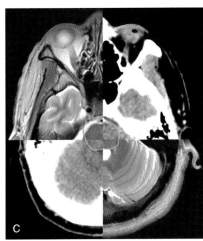

图1-19 第四脑室层面MRI横断面

A. 勾画前MRI T₂图像；B. 勾画后MRI T₂图像；C. 融合图像显示CT勾画脑干与MRI图像上脑干结构吻合。脑干前界为桥池，后界为第四脑室，周围有脑桥小脑角池，脑干结构清晰。

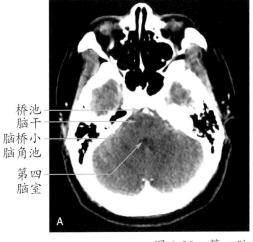
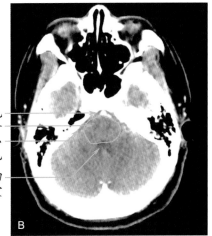

桥池
脑干
脑桥小脑角池
第四脑室

图1-20 第四脑室层面CT横断面

A. 勾画前CT增强图像；B. 勾画后CT增强图像。

颞骨岩部后侧内面低密度影为桥池和脑桥小脑角池，包绕脑干；中线上位于脑组织中央的低密度影为第四脑室，是位于脑干与小脑之间的腔隙，也是脑干的后界。沿第四脑室前缘向两侧至脑桥小脑角池勾画脑干。

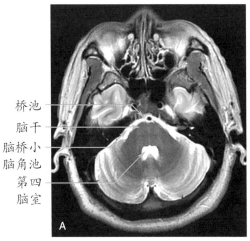

桥池
脑干
脑桥小
脑角池
第四
脑室

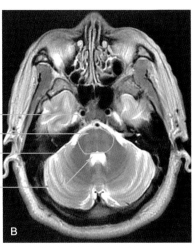

桥池
脑干
脑桥小
脑角池
第四
脑室

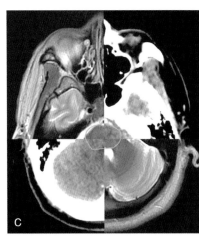

图 1-21　第四脑室层面 MRI 横断面

A. 勾画前 MRI T_2 图像；B. 勾画后 MRI T_2 图像；C. 融合图像显示 CT 勾画脑干与 MRI 图像上脑干结构吻合。脑干前界为桥池，后界为第四脑室，周围有脑桥小脑角池，脑干结构清晰。

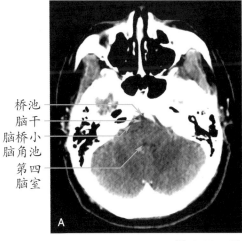

桥池
脑干
脑桥小
脑角池
第四
脑室

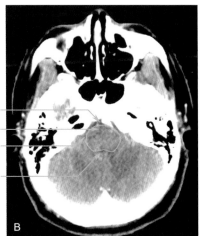

桥池
脑干
脑桥小
脑角池
第四
脑室

图 1-22　脑干 CT 横断面

A. 勾画前 CT 增强图像；B. 勾画后 CT 增强图像。

颞骨岩部后侧内面低密度影为桥池和脑桥小脑角池，包绕脑干；中线上位于脑组织中央的低密度影为第四脑室，是位于脑干与小脑之间的腔隙，也是脑干的后界。沿第四脑室前缘向两侧至脑桥小脑角池勾画脑干。

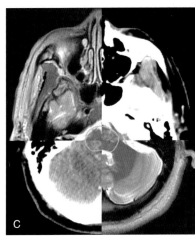

桥池
脑干
脑桥小
脑角池
第四
脑室

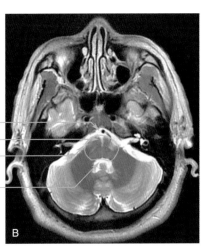

桥池
脑干
脑桥小
脑角池
第四
脑室

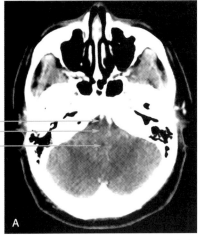

延池
脑干
第四
脑室

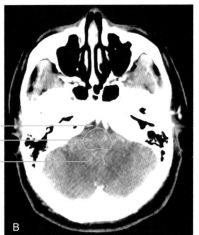

延池
脑干
第四
脑室

图 1-23　脑干 MRI 横断面
A.勾画前 MRI T₂ 图像；B.勾画后 MRI T₂
图像；C.融合图像显示 CT 勾画的脑干与
MRI 图像上脑干结构吻合。脑干前界为
桥池，后界为第四脑室，周围有脑桥小脑角
池，脑干结构清晰。

图 1-24　斜坡层面 CT 横断面
A.勾画前 CT 增强图像；B.勾画后 CT 增强图像。

枕骨斜坡后方低密度影为延池，是脑干的前界，后界为第四脑室。延池位于枕骨斜坡下部与延髓的腹侧面之间，内可见左、右椎动脉在此池内两侧互相接近汇合成基底动脉，勾画脑干时沿第四脑室前方向两侧延池勾画。

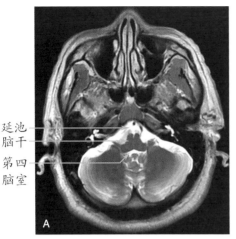

延池
脑干
第四
脑室

图 1-25　斜坡层面 MRI 横断面

A. 勾画前 MRI T_2 图像；B. 勾画后 MRI T_2 图像；C. 融合图像显示 CT 勾画的脑干与 MRI 图像上脑干结构吻合。脑干前界为延池，后界为第四脑室，脑干结构清晰。

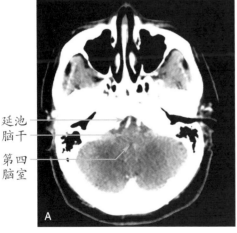

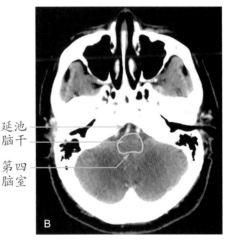

延池
脑干
第四
脑室

图 1-26　脑干 CT 横断面

A. 勾画前 CT 增强图像；B. 勾画后 CT 增强图像。

枕骨斜坡后方低密度影为延池，是脑干的前界，后界为第四脑室。延池位于枕骨斜坡下部与延髓的腹侧面之间，内可见左、右椎动脉在此池内互相接近汇合成基底动脉，勾画脑干时沿第四脑室前方向两侧延池勾画。

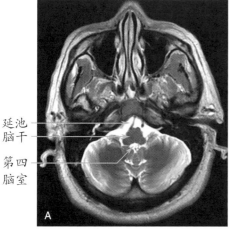
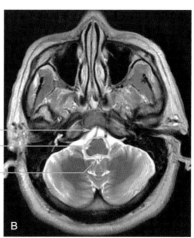

延池
脑干

第四
脑室

延池
脑干

第四
脑室

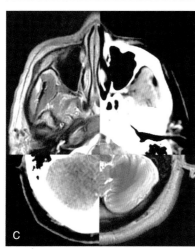

图 1-27　脑干 MRI 横断面

A. 勾画前 MRI T$_2$ 图像；B. 勾画后 MRI T$_2$ 图像；C. 融合图像显示 CT 勾画的脑干与 MRI 图像上脑干结构吻合。脑干前界为延池，后界为第四脑室，脑干结构清晰。

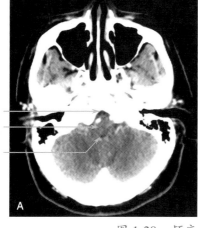
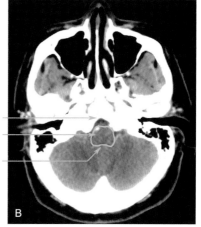

延池
脑干

第四
脑室

延池
脑干

第四
脑室

图 1-28　颅底层面 CT 横断面

A. 勾画前 CT 增强图像；B. 勾画后 CT 增强图像。

枕骨斜坡后方低密度影为延池，是脑干的前界，后界为第四脑室。勾画脑干时沿第四脑室前方向两侧延池勾画。

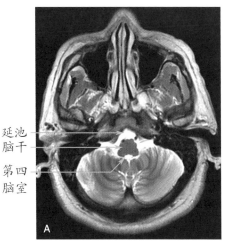

延池
脑干
第四
脑室

图 1-29　颅底层面 MRI 横断面

A. 勾画前 MRI T$_2$ 图像；B. 勾画后 MRI T$_2$ 图像；C. 融合图像显示 CT 勾画的脑干与 MRI 图像上脑干结构吻合。脑干前界为延池，后界为第四脑室，周围为高信号脑脊液环绕，脑干结构清晰。

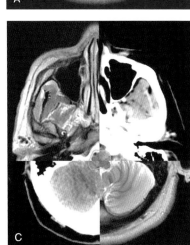

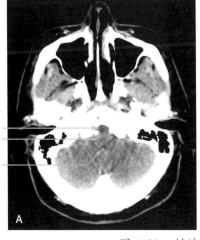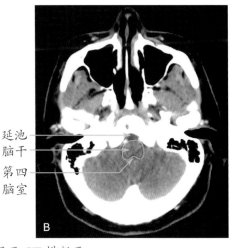

延池
脑干
第四
脑室

图 1-30　斜坡层面 CT 横断面

A. 勾画前 CT 增强图像；B. 勾画后 CT 增强图像。

枕骨斜坡后方低密度影为延池，是脑干的前界，后界为第四脑室。勾画脑干时沿第四脑室前方向两侧延池勾画。

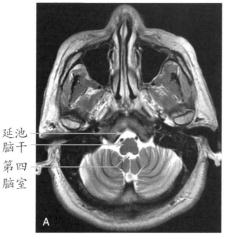

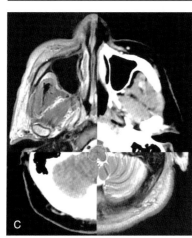

图 1-31　斜坡层面 MRI 横断面

A. 勾画前 MRI T_2 图像；B. 勾画后 MRI T_2 图像；C. 融合图像显示 CT 勾画的脑干与 MRI 图像上脑干结构吻合。脑干前界为延池，后界为第四脑室，周围为高信号脑脊液环绕，脑干结构清晰。

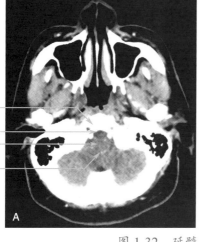

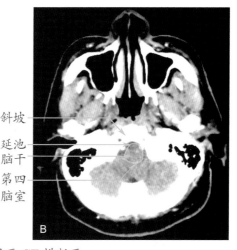

图 1-32　延髓层面 CT 横断面

A. 勾画前 CT 增强图像；B. 勾画后 CT 增强图像。

此层为脑干延髓层面，脑干延髓下界在枕骨大孔下缘水平与脊髓相连，二者外形分界不明显。枕骨大孔为枕骨下界中央的圆形大孔，前方为斜坡，枕骨大孔下缘标记为延髓与颈髓分界线。CT 上可见脑干位于斜坡延池后方，第四脑室前方，呈柱形。

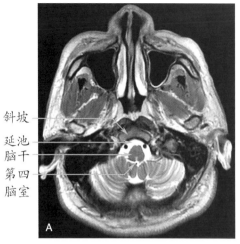
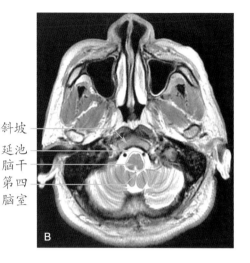

斜坡
延池
脑干
第四
脑室

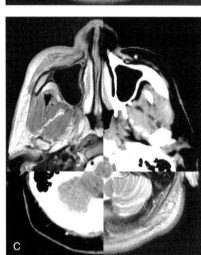

图 1-33 延髓层面 MRI 横断面

A. 勾画前 MRI T₂ 图像；B. 勾画后 MRI T₂ 图像；C. 融合图像显示 CT 勾画的脑干与 MRI 图像上脑干结构吻合。脑干延髓层面，周围为高信号脑脊液环绕，延池前方为斜坡，脑干结构清晰。

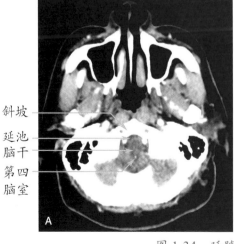
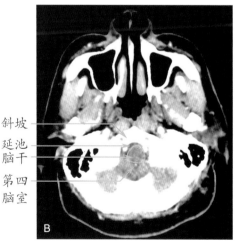

斜坡
延池
脑干
第四
脑室

图 1-34 延髓层面 CT 横断面

A. 勾画前 CT 增强图像；B. 勾画后 CT 增强图像。

CT 上可见斜坡及枕骨，脑干位于斜坡延池后方，第四脑室前方，呈柱形。

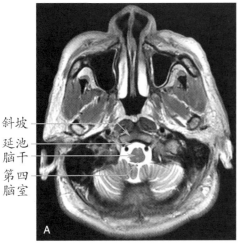

斜坡
延池
脑干
第四
脑室

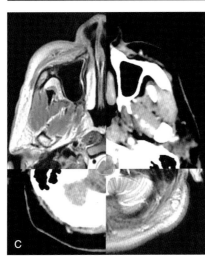

图 1-35 延髓层面 MRI 横断面

A. 勾画前 MRI T_2 图像；B. 勾画后 MRI T_2 图像；C. 融合图像显示 CT 勾画的脑干与 MRI 图像上脑干结构吻合。脑干延髓层面，周围为高信号脑脊液环绕，延池前方为斜坡，脑干结构清晰。

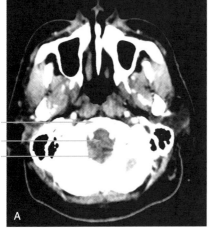

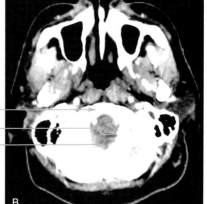

斜坡
脑干
枕骨
大孔

图 1-36 枕骨大孔层面 CT 横断面

A. 勾画前 CT 增强图像；B. 勾画后 CT 增强图像。

CT 枕骨大孔层面，骨性解剖标志为枕骨大孔及前方的斜坡。脑干位于枕骨大孔，周边可见低密度脑脊液包绕。

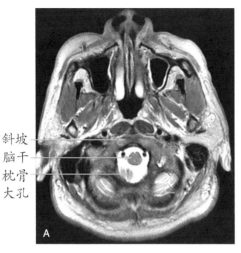
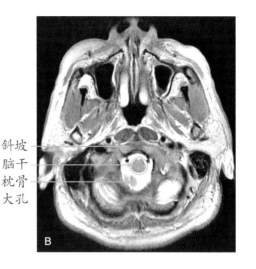

斜坡
脑干
枕骨
大孔

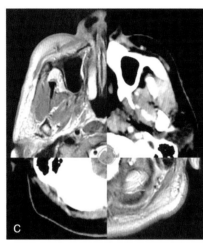

图 1-37　枕骨大孔层面 MRI 横断面

A. 勾画前 MRI T_2 图像；B. 勾画后 MRI T_2
图像；C. 融合图像显示 CT 勾画的脑干
与 MRI 图像上脑干结构吻合。脑干延
髓层面，周围为高信号脑脊液环绕，延池
前方为斜坡，脑干结构清晰。

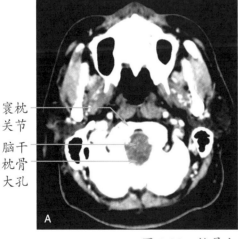
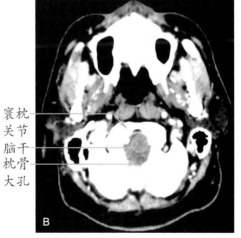

寰枕
关节
脑干
枕骨
大孔

图 1-38　枕骨大孔层面 CT 横断面

A. 勾画前 CT 增强图像；B. 勾画后 CT 增强图像。

CT 枕骨大孔层面，可见枕骨中央的大孔及寰枕关节骨性结构。脑干位于枕骨大孔，
较周边脑脊液密度略高。

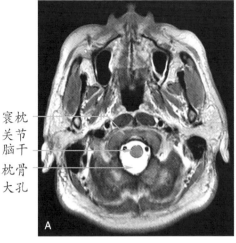

寰枕
关节
脑干
枕骨
大孔

图 1-39　枕骨大孔层面 MRI 横断面

A. 勾画前 MRI T_2 图像；B. 勾画后 MRI T_2 图像；C. 融合图像显示 CT 勾画的脑干与 MRI 图像上脑干结构吻合。脑干周围为高信号脑脊液环绕，脑干结构清晰。

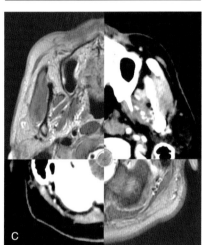

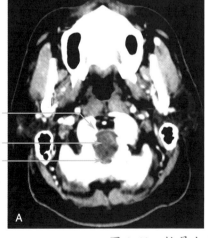

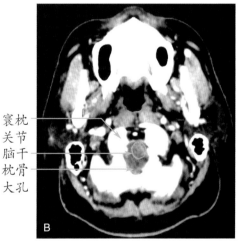

寰枕
关节
脑干
枕骨
大孔

图 1-40　枕骨大孔层面 CT 横断面

A. 勾画前 CT 增强图像；B. 勾画后 CT 增强图像。

CT 枕骨大孔层面，可见枕骨中央区的枕骨大孔。脑干位于枕骨大孔内，周围为脑池，前方可见枕骨与第一颈椎形成的寰枕关节，为脑干最下层。

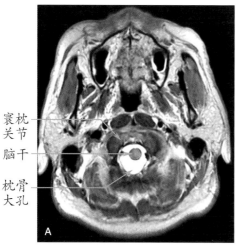
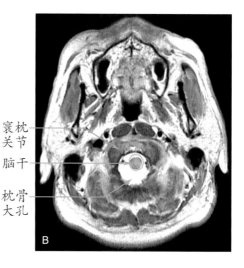

寰枕
关节

脑干

枕骨
大孔

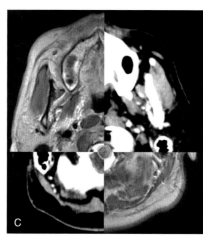

图 1-41 枕骨大孔层面 MRI 横断面

A. 勾画前 MRI T₂ 图像；B. 勾画后 MRI T₂
图像；C. 融合图像显示 CT 勾画的脑干
与 MRI 图像上脑干结构吻合。脑干周围
为高信号脑脊液环绕，脑干结构清晰。

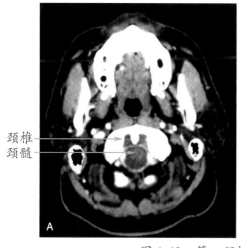
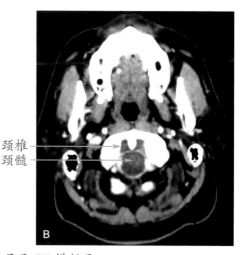

颈椎
颈髓

图 1-42 第一颈椎层面 CT 横断面

A. 勾画前 CT 增强图像；B. 勾画后 CT 增强图像。

CT 颈髓层面，枕骨消失，第一颈椎出现，脊髓周围为第一颈椎骨质。CT 上颈髓较
周围脑脊液密度略高。

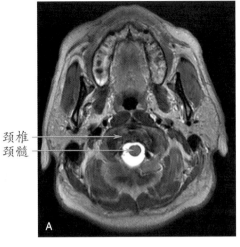
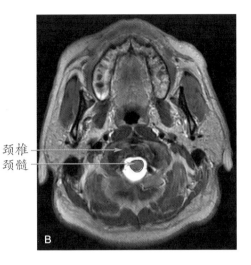

颈椎
颈髓

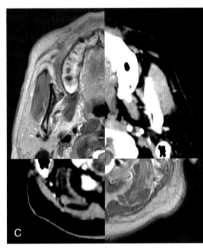

图 1-43 第一颈椎层面 MRI 横断面

A. 勾画前 MRI T_2 图像；B. 勾画后 MRI T_2 图像；C. 融合图像显示 CT 勾画的脊髓与 MRI 图像上脊髓结构吻合。MRI 颈髓层面，周围为第一颈椎骨质，可见颈髓周围被椎管内脑脊液围绕。

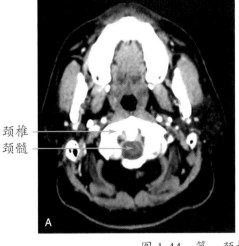
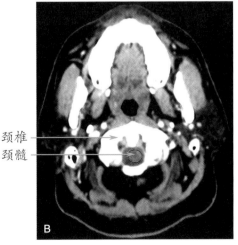

颈椎
颈髓

图 1-44 第一颈椎层面 CT 横断面

A. 勾画前 CT 增强图像；B. 勾画后 CT 增强图像。

CT 颈椎层面，脊髓周围为第一颈椎骨质。CT 上颈髓较周围脑脊液密度略高。

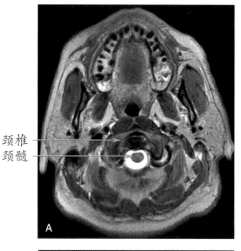
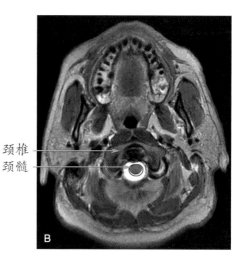

颈椎

颈髓

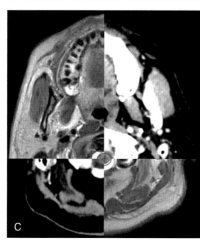

图 1-45　第一颈椎层面 MRI 横断面
A. 勾画前 MRI T_2 图像；B. 勾画后 MRI T_2 图像；C. 融合图像显示 CT 勾画的脊髓与 MRI 图像上脊髓结构吻合。MRI 颈髓层面，周围为第一颈椎骨质，可见颈髓周围被椎管内脑脊液围绕。

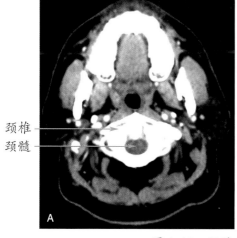
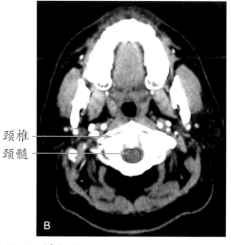

颈椎

颈髓

图 1-46　颈髓层面 CT 横断面
A. 勾画前 CT 增强图像；B. 勾画后 CT 增强图像。
CT 颈髓层面，脊髓周围为颈椎骨质，CT 上颈髓较周围脑脊液密度略高。继续沿此方法及结构勾画脊髓，至胸锁关节下 2cm 或临床需要的脊髓节段。

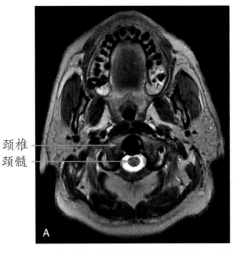
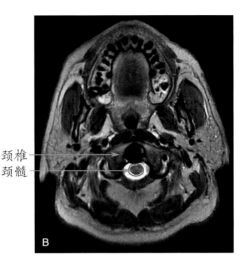

颈椎
颈髓

颈椎
颈髓

A

B

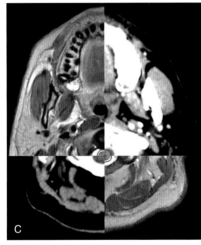

C

图 1-47　颈髓层面 MRI 横断面
A. 勾画前 MRI T_2 图像；B. 勾画后 MRI T_2 图像；C. 融合图像显示 CT 勾画的脊髓与 MRI 图像上脊髓结构吻合。MRI 颈髓层面，周围为第一颈椎骨质，可见颈髓周围被椎管内脑脊液围绕。可继续沿此方法及结构勾画脊髓，至胸锁关节下 2cm 或临床需要的脊髓节段。

第三节　剂量限制的临床研究进展

一、脑干的剂量限制研究进展

Mayo C 等发表的放射剂量 - 体积与脑干放射损伤关系的文献综述显示，使用光子常规分割照射，整个脑干可以接受 54Gy 的剂量，但会有严重或永久性神经损伤的风险；建议单次照射剂量 ≤2Gy，脑干最大受照射剂量（D_{max}）=59Gy 时的受照体积应该限定在 1~10cm³；脑干 D_{max} <64Gy 时的受照体积 <1cm³。中山大学癌症中心 Li YC 等的回顾性研究显示，分别有 384 例（24.9%）、153 例（9.9%）、67 例（4.3%）、39 例（2.5%）、78 例（5.1%）和 114 例（7.4%）患者，脑干接受了 D_{max} ≥64Gy、1cm³ 组织受照射剂量 >59Gy、2cm³ 组织受照射剂量 >59Gy、

V_{50}（受照射剂量超过 50Gy 的体积）>5.9cm^3、V_{55}（受照射剂量超过 55Gy 的体积）>2.7cm^3 和 V_{60}（受照射剂量超过 60Gy 的体积）>0.9cm^3 的剂量,其中仅有 2 例（0.13%）在放射治疗后 12.3 个月和 18.5 个月发生了脑干坏死（脑干接受剂量 D_{max} 分别为 76.4Gy 和 80.3Gy,1cm^3 组织受照射剂量分别为 68.1Gy 和 71.6Gy,V_{55} 分别为 3.8cm^3 和 7.4cm^3）。（表 1-1）

表 1-1　脑干剂量限制研究汇总

研究名称	研究类型	放射治疗	限制剂量 /Gy	最大可接受剂量
RTOG 0225,0615	Ⅱ期研究	SIB-IMRT 常规分割	$D_{max} \leqslant 54$	V_{60}（受照剂量超过 60Gy 的体积百分比）<1%
国际指南	指南	–	0.03cm^3 组织受照射剂量 $\leqslant 54$	0.03cm^3 组织受照射剂量 $\leqslant 60$Gy

注：SIB-IMRT. 全程局部同步推量调强放疗。

二、脊髓的剂量限制研究进展

研究显示,每日接受放射剂量 2Gy 治疗两年后,脊髓接受 50~55Gy 照射时约 1% 的患者会发生放射性脊髓病,接受 55~60Gy 照射时约 5% 的患者会发生放射性脊髓病,脊髓接受剂量越高,脊髓损伤的风险就会急剧增加。与传统的常规分割照射相比,单次剂量≤2Gy 且每日剂量远超过 2Gy 的加速放射治疗可能会带来更高的放射性脊髓损伤。（表 1-2）

表 1-2　脊髓剂量限制研究汇总

研究名称	研究类型	放射治疗	限制剂量 /Gy	最大可接受剂量
RTOG 0225	Ⅱ期研究	SIB-IMRT 常规分割	$D_{max} \leqslant 45$	$V_{50} < 1$cm^3
RTOG 0615	Ⅱ期研究	SIB-IMRT 常规分割	$D_{max} \leqslant 45$	$V_{50} < 1\%$
国际指南	指南	–	0.03cm^3 组织受照射剂量 $\leqslant 45$	0.03cm^3 组织受照射剂量 $\leqslant 50$Gy

参考文献

［1］Mayo C, Yorke E, Merchant TE. Radiation associated brainstem injury. Int J RadiatOncol-Biol Phys, 2010, 76 (3): S36-S41.

［2］Yang-Chan Li, Fo-Ping Chen, Guan-Qun Zhou, et al. Incidence and dosimetric parameters for brainstem necrosis following intensity modulated radiation therapy in nasopharyngeal carcinoma. Oral Oncol, 2017, 73: 97-104.

［3］Lee N, Harris J, Garden AS, et al. Intensity-modulated radiation therapy with or without chemotherapy for nasopharyngeal carcinoma: radiation therapy oncology group phase Ⅱ trial 0225. J ClinOncol, 2009, 27 (22): 3684-3690.

［4］Lee NY, Zhang Q, Pfister DG, et al. Addition of bevacizumab to standard chemoradiation for locoregionally advanced nasopharyngeal carcinoma (RTOG 0615): a phase 2 multi-institutional trial. Lancet Oncol, 2012, 13 (2): 172-180.

［5］Lee AW, Ng WT, Pan JJ, et al. International Guideline on Dose Prioritization and Acceptance Criteria in Radiation Therapy Planning for Nasopharyngeal Carcinoma. Int J Radiat Oncol Biol Phys, 2019, 105 (3): 567-580.

［6］M Baumann, V Budach, S Appold. Radiation tolerance of the human spinal cord. Strahlenther Onkol, 1994, 170 (3): 131-139.

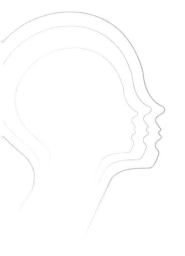

第二章

视神经与视交叉的勾画与剂量限制

第一节　解剖与功能特点

视神经是中枢神经系统的一部分,由视网膜神经节细胞的轴突汇集而成。从视盘开始向后穿过脉络膜及巩膜筛板出眼球,经视神经管进入颅内至视交叉前角止,全长 42~47mm。可分为球内段、眶内段、管内段和颅内段四部分:球内段是从视盘开始,神经纤维穿过巩膜筛板为止的一段,神经纤维处于眼球之内。其长约 1mm;眶内段从巩膜筛板之外算起,至颅骨视神经管,长约 30mm,呈"S"形,以利于眼球的转动,因位于眼眶之内而得名;管内段则是神经纤维通过颅骨视神经管的部分,长 6~10mm;颅内段则是指视神经出视神经管后进入颅内至视交叉前膝的部分,长约 10mm。向脑内传入时左右视网膜鼻侧的视神经构成视交叉,而颞侧纤维不交叉。这样右侧视野的信息经左侧视束(由左眼颞侧的视神经和右眼鼻侧的视神经构成)入左侧视皮层;左侧视野的信息经右侧视束(由右眼颞侧的视神经和左眼鼻侧的视神经构成)入右侧视皮层。视束大部分入视皮层,小部分入上丘脑和下丘脑。视交叉为两侧视神经交叉的地方,位于颅中凹蝶鞍的前上方。

视神经及视交叉为至关重要的正常器官,一旦损伤会严重影响患者生活质量。视神经及视交叉损伤可引起视力障碍和视野缺损,初期常有眶后部疼痛与胀感、视物模糊,继之症状加重,表现为视力明显降低或丧失。

第二节　勾　画　图　谱

勾画要点:

1. 面膜固定,大孔径 CT 模拟定位图像,软组织窗勾画。

2. 在定位 CT 上勾画时,由于体位的原因,视神经可能会在不同的层面只出现前半部分或后半部分,而视交叉在 CT 上几乎不可见,需要根据周围的解剖结构来勾画。

3. 视神经管内段位于视神经管内,可配合骨窗勾画。

4. MRI T_2 加权像上视交叉较清晰,可用于帮助判断 CT 勾画的准确性。

图 2-1~ 图 2-9 展示了从颅顶到颅底顺序勾画的实例,双侧相同结构以相同颜色勾画,图中绿色线勾画为视神经眶内段,粉色线勾画为视神经管内段,黄色线勾画的为视交叉,紫色线勾画的为眼球,橘色线勾画的为晶状体。按右侧眼球勾画结构进行标识。

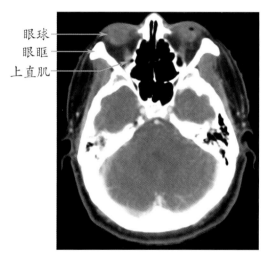

图 2-1　眼眶上直肌层面
CT 软组织窗,前方可见眼眶骨质,眼眶内从上向下,球后最先出现的条形软组织影为上直肌。

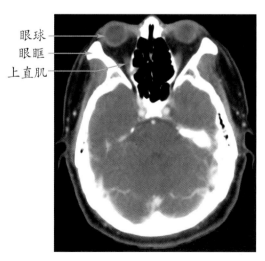

图 2-2　眼眶上直肌层面
CT 眼眶上直肌层面,眼眶骨质内可见眼球,球后条形软组织密度影为眼球上直肌。

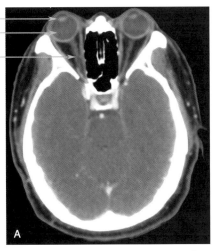
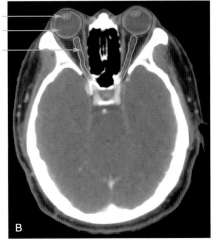

图 2-3 晶状体视神经层面

A. 勾画前 CT 增强图像；B. 勾画后 CT 增强图像。

视神经层面，眼球前部高密度影为晶状体，晶状体层面球后条形软组织密度影为视神经。

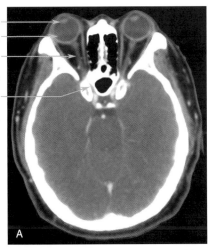
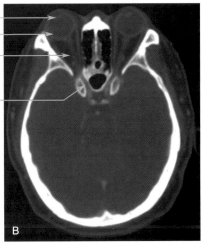

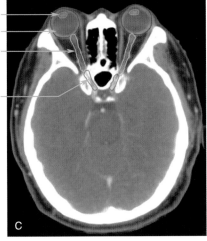

图 2-4 视神经管层面

A. 勾画前 CT 增强图像；B. CT 骨窗可较清晰地显示视神经管位置；C. 勾画后 CT 增强图像。

眼眶骨质内前方球形结构为眼球，球后眶内条形软组织影为视神经，其穿行于眶腔和颅腔之间的管状通道中的一段为视神经管内段。

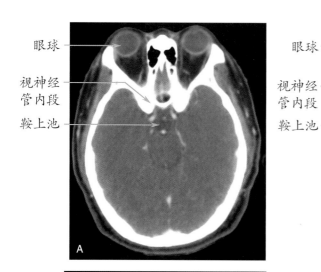

眼球
视神经管内段
鞍上池

图 2-5　鞍上池层面 CT 横断面

A. 勾画前 CT 增强图像；B. CT 骨窗图像；C. 勾画后 CT 增强图像。CT 软组织窗图像，视交叉未见明确显示，可从视神经管颅内开口处，在垂体上方低密度鞍上池中勾画交叉状结构，位于鞍上池前部。

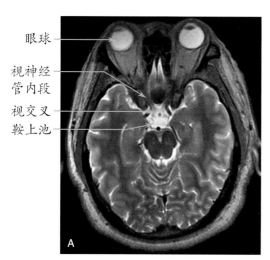

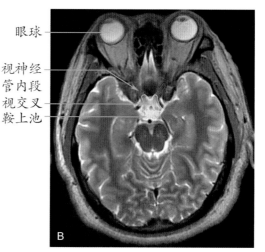

图 2-6　鞍上池层面 MRI 横断面

A. 勾画前 MRI T$_2$ 图像；B. 勾画后 MRI T$_2$ 图像。

MRI 图像可清晰显示位于鞍上池内的视交叉结构，与按 CT 图像勾画的视交叉位置吻合。

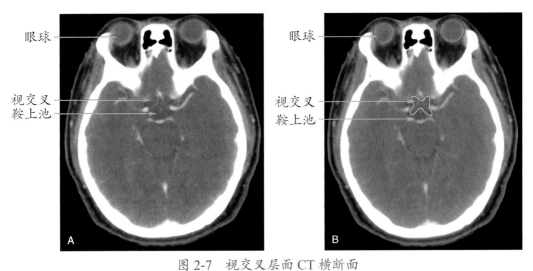

图 2-7　视交叉层面 CT 横断面

A. 勾画前 CT 增强图像；B. 勾画后 CT 增强图像。

自视神经管最显著层面起勾画视交叉，位于鞍上池内，向上共勾画 2 层（层厚 3mm），此层为第 2 层。

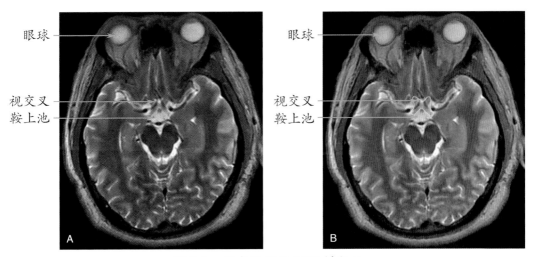

图 2-8　视交叉层面 MRI 横断面

A. 勾画前 MRI T$_2$ 图像；B. 勾画后 MRI T$_2$ 图像。

MRI 图像可清晰显示位于鞍上池内的视交叉结构，与按 CT 图像勾画的视交叉位置吻合。

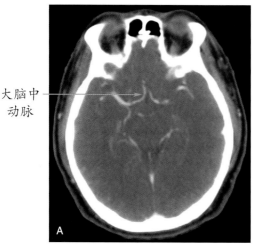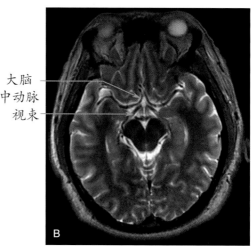

图 2-9　大脑中动脉层面

A. CT 增强图像；B. MRI T_2 像鞍上池及视交叉消失，可见颅内条形强化的
血管影为大脑中动脉。MRI 上见动脉后方的视束。

第三节　剂量限制的临床研究进展

　　Mayo C 等的研究显示，当 D_{max}<55Gy 尤其是单次分割剂量<2Gy 时，因放疗诱导的视神经病变不常见；在单次分割剂量为 1.8~2.0Gy，视神经接受 55~60Gy 的剂量时，发生视神经病变的风险增加（3%~7%），而当剂量>60Gy 时风险更高（>7%~20%）。Martel 等的研究发现，在视交叉和视神经的平均最大放射剂量分别为 53.7Gy（28~70Gy）和 56.8Gy（0~80.5Gy）时，14 例患者没有发生放射性视神经损伤；而出现中重度并发症患者的视神经的 D_{max} 为 64Gy，>60Gy 的体积为 25%。Akagunduz 等对每个患者视神经和视交叉接受 55Gy（V_{55}）的体积、平均剂量（D_{mean}）、5% 的体积接受的最大剂量（D_5）和最大剂量（D_{max}）进行研究，经眼科评估显示，4 例患者出现了视神经病变合并视网膜病变，1 例患者出现了双眼单纯放射性视网膜病变。在剂量 - 体积效应方面，$V_{55} \geqslant 50\%$、$D_{mean} \geqslant 50Gy$、$D_5 \geqslant 55Gy$ 和 $D_{max} \geqslant 60Gy$ 均对视力有显著的不利影响；$V_{55} \geqslant 50\%$ 和 $D_{mean} \geqslant 50Gy$ 对视野和对比敏感度有显著不利影响；$D_{mean} \geqslant 50Gy$、$D_5 \geqslant 55Gy$ 和 $D_{max} \geqslant 60Gy$ 对视觉诱发电位有显著不利影响。（表 2-1）

表 2-1　视神经剂量限制研究汇总

研究名称	研究类型	放射治疗	限制剂量 /Gy	最大可接受剂量
RTOG 0225	II 期研究	SIB-IMRT 常规分割	$D_{max} \leqslant 54$	$V_{60} < 1\%$
RTOG 0615	II 期研究	SIB-IMRT 常规分割	$D_{max} \leqslant 50$	$D_{max} \leqslant 54Gy$
国际指南	指南	–	$0.03cm^3$ 组织受照射剂量$\leqslant 54$	$0.03cm^3$ 组织受照射剂量$\leqslant 60Gy$
NRG HN001	临床研究	–	$0.03cm^3$ 组织受照射剂量< 54	$0.03cm^3$ 组织受照射剂量$< 56Gy$

参考文献

［1］Mayo C, Martel MK, Marks LB, et al. Radiation dose-volume effects of optic nerves and chiasm. Int J Radiat Oncol Biol Phys, 2010, 76 (3): S28-S35.

［2］Martel MK, Sandler HM, Cornblath WT, et al. Dose-volume complication analysis for visual pathway structures of patients with advanced paranasal sinus tumors. Int J Radiat Oncol Biol Phys, 1997, 38: 273-284.

［3］Ozlem Ozkaya A, Suzan Guven Y, Deniz Y, et al. Evaluation of the Radiation Dose-Volume Effects of Optic Nerves and Chiasm by Psychophysical, Electrophysiologic Tests, and Optical Coherence Tomography in Nasopharyngeal Carcinoma. Technol Cancer Res Treat, 2017, 16 (6): 969-977.

［4］Lee N, Harris J, Garden AS, et al. Intensity-modulated radiation therapy with or without chemotherapy for nasopharyngeal carcinoma: radiation therapy oncology group phase II trial 0225. J Clin Oncol, 2009, 27 (22): 3684-3690.

［5］Lee NY, Zhang Q, Pfister DG, et al. Addition of bevacizumab to standard chemoradiation for locoregionally advanced nasopharyngeal carcinoma (RTOG 0615): a phase 2 multi-institutional trial. Lancet Oncol, 2012, 13 (2): 172-180.

［6］Lee AW, Ng WT, Pan JJ, et al. International Guideline on Dose Prioritization and Acceptance Criteria in Radiation Therapy Planning for Nasopharyngeal Carcinoma. Int J Radiat Oncol Biol Phys, 2019, 105 (3): 567-580.

［7］NRG-HN001: Randomized phase II and phase III studies of individ-ualized treatment for nasopharyngeal carcinoma based on biomarker Epstein Barr virus (EBV) deoxyribonucleic acid (DNA). Available at: https://www. nrgoncology. org/Clinical-Trials/Protocol-Table.

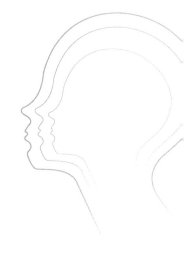

第三章

颞叶的勾画与
剂量限制

第一节　解剖与功能特点

颞叶位于外侧裂下方，颅中窝和小脑幕之上，其前方为额叶，上方为额顶叶，后方为枕叶。解剖标志为上界：大脑外侧裂上缘；下界：颅骨骨质；前界：颞骨和大脑外侧裂、蝶骨大翼；后界：颞骨岩部和小脑幕、枕前切迹（自枕叶后端向前约4cm）；外侧界：颞骨；内侧：海绵窦、蝶窦、蝶鞍、大脑外侧裂。颞上回的41区和42区及颞横回为听觉皮质区，颞上回的后部在优势半球为听觉言语中枢，称为韦尼克区（Wernicke area），还包括颞中回后部及顶上小叶的缘上回和角回。海马旁回钩为嗅味觉中枢。颞叶的前部为精神皮质，人类的情绪和精神活动不但与眶额皮质有关，与颞叶也大有关系。海马与记忆有关。

在头颈部肿瘤尤其是鼻咽癌侵及颅底和/或海绵窦的患者行调强放射治疗时，部分颞叶会被包含于计划靶区中出现早期及晚期颞叶损伤。根据是否包含海马，颞叶有2种主要勾画方法，根据临床工作需要，颞叶勾画包括海马及海马旁回、杏仁体和钩，不包括基底节和岛叶。颞叶损伤主要表现为颞叶的水肿和坏死，引起听觉、语言、记忆和精神障碍，严重者可危及生命，为Ⅰ类优先器官，需准确勾画并评估受量。

第二节　勾　画　图　谱

勾画要点：

1. 制作面膜固定体位，定位 CT 扫描，3mm 薄层扫描，专用定位 MRI 扫描 T_1WI、T_2WI、T_1WI 增强，与 CT 定位图像融合。

2. CT 脑组织窗勾画，可于骨窗调整靠近骨的边界，本书中截取的是脑组织窗图像,因此与实际勾画的靶区在邻近骨质结构边缘略有差别。

3. MRI T₁ 增强图像上显示结构清楚,有条件的单位可于融合图像上勾画。对于只能在 CT 上勾画靶区及危及器官的单位,本书中列出了勾画时的几个关键解剖位置,可供参考。

图 3-1~ 图 3-32 为从颅底至颅顶颞叶的勾画。以 CT 图像为基础勾画,对比融合 MRI 图像,用以验证 CT 图像上勾画的准确性。图中浅蓝色线勾画为颞叶,以右侧颞叶为主,进行标记说明。

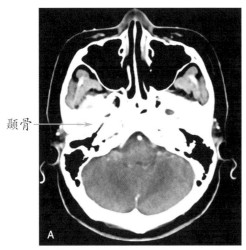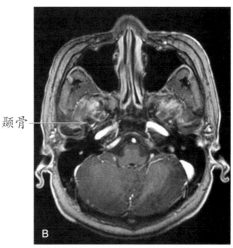

图 3-1　颅底层面
A. CT 图像上为颅底中央高密度骨质结构;B. MRI T₁ 增强图像上
颅中窝底骨质为低信号影。颅底层面,为颞叶的下界。

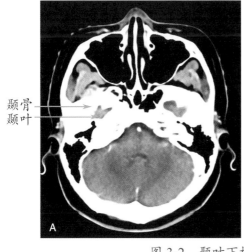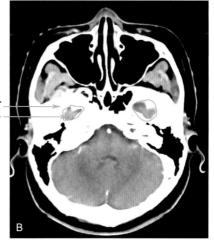

图 3-2　颞叶下极层面 CT 横断面
A. 勾画前 CT 增强图像;B. 勾画后 CT 增强图像,实际勾画时可参考骨窗图像。
在颅底骨质中可见等密度的脑组织影,为颞叶下极。

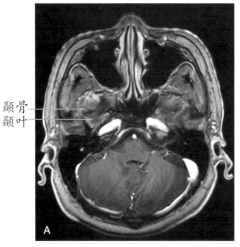

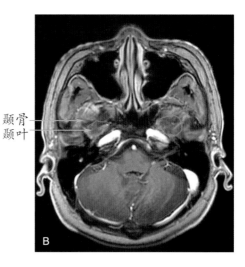

颞骨
颞叶

颞骨
颞叶

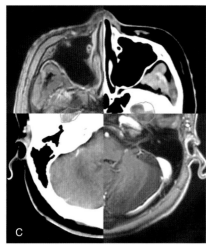

图 3-3　颞叶下极层面 MRI 横断面

A. 勾画前 MRI 增强图像；B. 勾画后 MRI 增强图像；C. 融合图像显示 CT 勾画的颞叶与 MRI 图像上颞叶结构精准匹配。MRI T_1 增强图像颞叶下极横断面，颞叶位于颅底骨中，呈等信号。

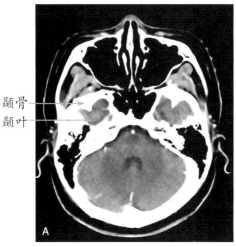

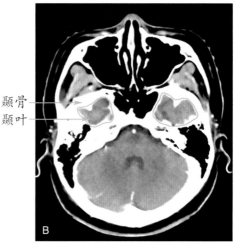

颞骨
颞叶

颞骨
颞叶

图 3-4　颅中窝层面 CT 横断面

A. 勾画前 CT 增强图像；B. 勾画后 CT 增强图像。

颞叶位于颅中窝，周围有颞骨围绕，CT 上颅底骨质中的软组织密度影为颞叶，可于骨窗勾画。

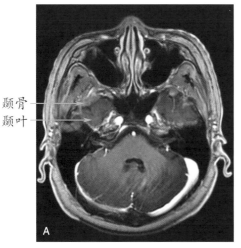
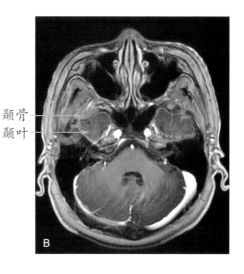

颞骨
颞叶

颞骨
颞叶

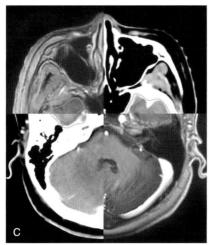

图 3-5 颅中窝层面 MRI 横断面

A. 勾画前 MRI 增强图像；B. 勾画后 MRI 增强图像；C. 融合图像显示 CT 勾画的颞叶与 MRI 图像上颞叶结构精准匹配。颞叶位于蝶窦两侧，周围颞骨包绕，信号高于蝶窦，信号较均匀。

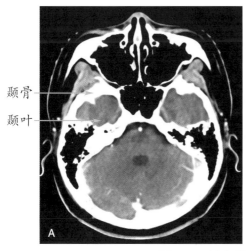
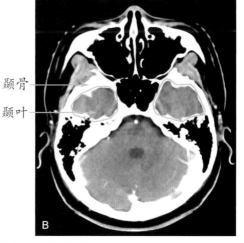

颞骨
颞叶

颞骨
颞叶

图 3-6 颅中窝层面 CT 横断面

A. 勾画前 CT 增强图像；B. 勾画后 CT 增强图像。

颞叶位于颅中窝，周围有颞骨围绕，CT 上颅底骨质中的软组织密度影为颞叶，可于骨窗勾画。

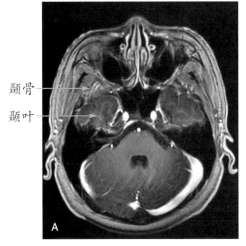

颞骨

颞叶

颞骨

颞叶

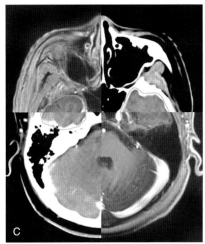

图 3-7　颅中窝层面 MRI 横断面

A. 勾画前 MRI 增强图像；B. 勾画后 MRI 增强图像；C. 融合图像显示 CT 勾画的颞叶与 MRI 图像上颞叶结构精准匹配。颞叶位于蝶窦两侧，周围颞骨包绕，信号高于蝶窦，边界清晰。

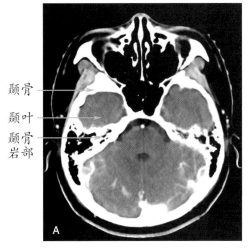
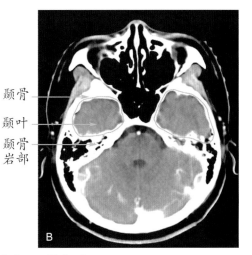

颞骨

颞叶

颞骨
岩部

颞骨

颞叶

颞骨
岩部

图 3-8　颅中窝层面 CT 横断面

A. 勾画前 CT 增强图像；B. 勾画后 CT 增强图像。

颞叶位于颅中窝，周围有颞骨围绕，CT 上颅底骨质中的等密度影为颞叶，可于骨窗勾画。

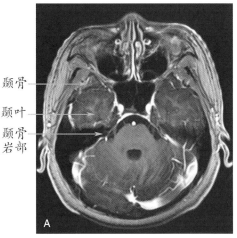

颞骨

颞叶

颞骨
岩部

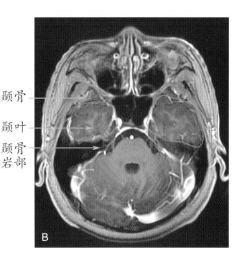

颞骨

颞叶

颞骨
岩部

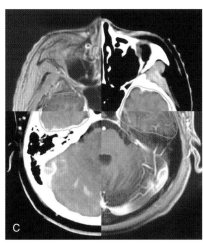

图 3-9　颅中窝层面 MRI 横断面

A. 勾画前 MRI 增强图像；B. 勾画后 MRI 增强图像；C. 融合图像显示 CT 勾画的颞叶与 MRI 图像上颞叶结构精准匹配。颞叶位于蝶窦两侧，周围颞骨包绕。信号高于蝶窦，略低于周围骨质，边界清晰。

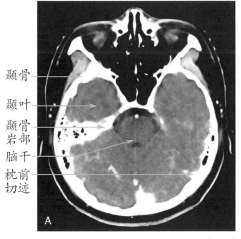

颞骨

颞叶

颞骨
岩部

脑干

枕前
切迹

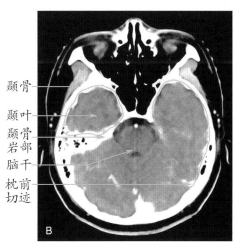

颞骨

颞叶

颞骨
岩部

脑干

枕前
切迹

图 3-10　颞骨岩部最上层 CT 横断面

A. 勾画前 CT 增强图像；B. 勾画后 CT 增强图像。

右侧可见颞叶位于颞骨之间，左侧颞骨岩部消失，颞叶在岩部上方向后至枕前切迹。枕前切迹为自枕叶后端向前约 4cm 处一稍向上凹进的部分。

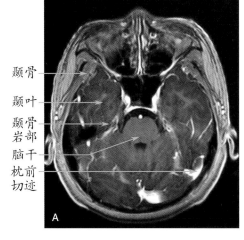

颞骨
颞叶
颞骨
岩部
脑干
枕前
切迹

A

颞骨
颞叶
颞骨
岩部
脑干
枕前
切迹

B

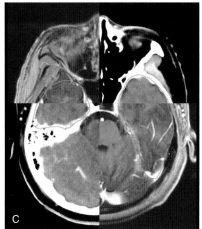

C

图 3-11　颞骨岩部最上层 MRI 横断面

A. 勾画前 MRI 增强图像；B. 勾画后 MRI 增强图像；C. 融合图像显示 CT 勾画的颞叶与 MRI 图像上颞叶结构精准匹配。根据颞叶脑沟回走行与小脑及枕叶走行区别勾画颞叶，进一步印证 CT 上按解剖标志勾画颞叶的准确性。

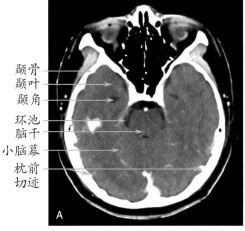

颞骨
颞叶
颞角
环池
脑干
小脑幕
枕前
切迹

A

颞骨
颞叶
颞角
环池
脑干
小脑幕
枕前
切迹

B

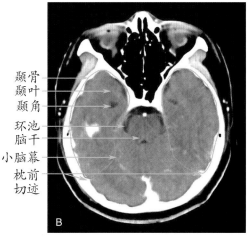

图 3-12　颞叶 CT 横断面

A. 勾画前 CT 增强图像；B. 勾画后 CT 增强图像。

前界和外侧界为颞骨，内界包括蝶窦、环池及向下延续的小脑幕，后界沿着颞骨岩部及小脑幕外侧向下、向后外侧至枕前切迹。勾画时包含侧脑室颞角及其内侧下方的海马。

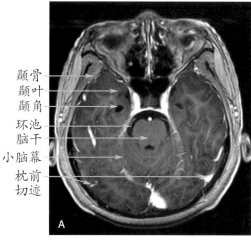

颞骨
颞叶
颞角
环池
脑干
小脑幕
枕前
切迹

图 3-13　颞叶 MRI 横断面

A. 勾画前 MRI 增强图像；B. 勾画后 MRI 增强图像；C. 融合图像显示 CT 勾画的颞叶与 MRI 图像上颞叶结构精准匹配。根据颞叶脑沟回走行与小脑及枕叶走行区别勾画颞叶，进一步印证 CT 上按解剖标志勾画颞叶的准确性。CT 勾画的颞叶与 MRI 图像上颞叶结构吻合。

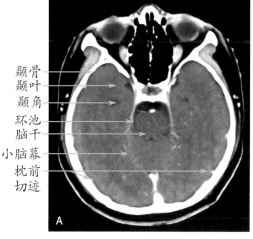

颞骨
颞叶
颞角
环池
脑干
小脑幕
枕前
切迹

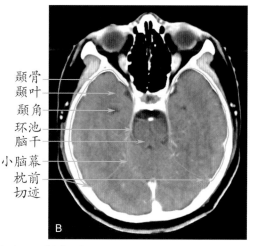

颞骨
颞叶
颞角
环池
脑干
小脑幕
枕前
切迹

图 3-14　蝶鞍层面 CT 横断面

A. 勾画前 CT 增强图像；B. 勾画后 CT 增强图像。

颞叶前界和外侧界为颞骨，内界包括海绵窦、蝶鞍外侧缘及向下延续的小脑幕，后界沿小脑幕外侧向下、向后外侧至枕前切迹。

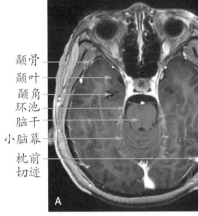

颞骨
颞叶
颞角
环池
脑干
小脑幕
枕前
切迹

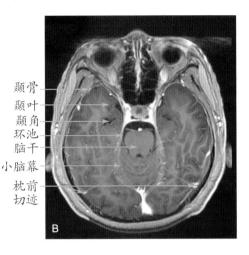

颞骨
颞叶
颞角
环池
脑干
小脑幕
枕前
切迹

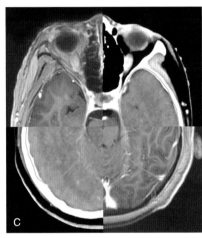

图 3-15　蝶鞍层面 MRI 横断面

A. 勾画前 MRI 增强图像；B. 勾画后 MRI 增强图像；C. 融合图像显示 CT 勾画的颞叶与 MRI 图像上颞叶结构精准匹配。MRI 上根据颞叶脑沟回走行与枕叶走行区别勾画颞叶，包括侧脑室颞角内侧的海马及前端深面的杏仁体。

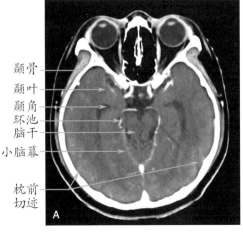

颞骨
颞叶
颞角
环池
脑干
小脑幕

枕前
切迹

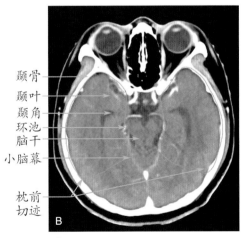

颞骨
颞叶
颞角
环池
脑干
小脑幕

枕前
切迹

图 3-16　鞍上池层面 CT 横断面

A. 勾画前 CT 增强图像；B. 勾画后 CT 增强图像。

鞍上池层面，颞叶前界和外侧界为颞骨，内界包括鞍上池外侧、脑干周围环池外侧及向下延续的小脑幕，后界沿小脑幕外侧向下、向后外侧至枕前切迹。枕前切迹位置较固定，此层切迹不明显，可以通过上下层关系确定其位置。

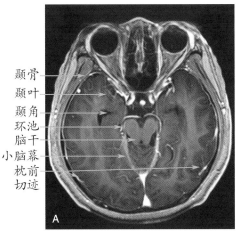

颞骨
颞叶
颞角
环池
脑干
小脑幕
枕前
切迹

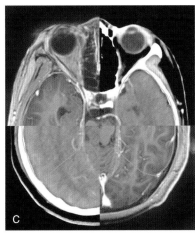

图 3-17 鞍上池层面 MRI 横断面

A. 勾画前 MRI 增强图像；B. 勾画后 MRI 增强图像；C. 融合图像显示 CT 上根据解剖标志勾画颞叶，与 MRI 上根据直观影像学形态差别勾画颞叶基本吻合。MRI 上根据颞叶脑沟回走行与枕叶走行区别勾画颞叶。

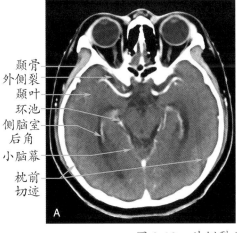

颞骨
外侧裂
颞叶
环池
侧脑室
后角
小脑幕
枕前
切迹

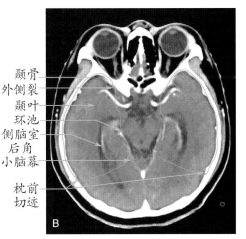

颞骨
外侧裂
颞叶
环池
侧脑室
后角
小脑幕
枕前
切迹

图 3-18 外侧裂层面颞叶 CT 横断面

A. 勾画前 CT 增强图像；B. 勾画后 CT 增强图像。

颞叶外侧界为颞骨，前界和内侧界为蝶骨翼和大脑外侧裂，沿脑干外侧向后延续至小脑幕，后界沿小脑幕外侧向下、向后外侧至枕前切迹，包括侧脑室三角区下方。大脑外侧裂从前下行至外上是大脑外侧最显著而且恒定不变的脑沟，在 CT 上能较易识别，是重要的解剖勾画标志。

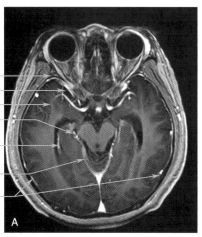
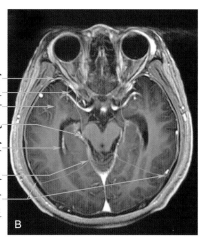

颞骨
外侧裂
颞叶
环池
侧脑室
后角
小脑幕
枕前
切迹

A

颞骨
外侧裂
颞叶
环池
侧脑室
后角
小脑幕
枕前
切迹

B

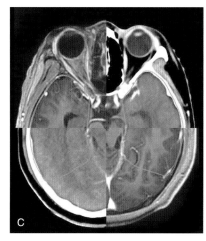

C

图 3-19　外侧裂层面颞叶 MRI 横断面
A. 勾画前 MRI 增强图像；B. 勾画后 MRI
增强图像；C. 融合图像显示 CT 上根据
解剖标志勾画颞叶，与 MRI 上根据直
观影像学形态差别勾画颞叶基本吻合。
MRI 上根据颞叶脑沟回走行与枕叶走
行区别勾画颞叶。

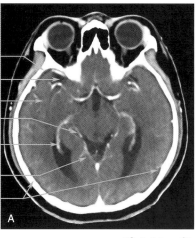
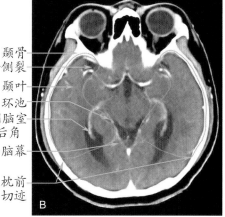

颞骨
外侧裂
颞叶
环池
侧脑室
后角
小脑幕
枕前
切迹

A

颞骨
外侧裂
颞叶
环池
侧脑室
后角
小脑幕
枕前
切迹

B

图 3-20　颞叶 CT 横断面
A. 勾画前 CT 增强图像；B. 勾画后 CT 增强图像。
颞叶外侧界为颞骨，前界为大脑外侧裂，CT 上勾画时，内侧界可沿大脑外侧裂向后、
向下沿脑干外侧、小脑幕至侧脑室三角区向后、向外至枕前切迹。侧脑室后角从侧脑
室中央向后伸向枕叶。

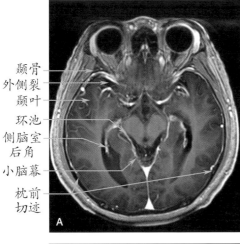

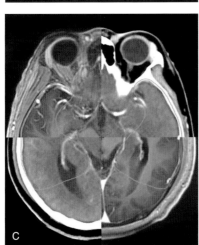

图 3-21　颞叶 MRI 横断面

A. 勾画前 MRI 增强图像；B. 勾画后 MRI 增强图像；C. 融合图像显示 CT 上根据解剖标志勾画颞叶，与 MRI 上根据直观影像学形态差别勾画颞叶基本吻合。MRI 上根据颞叶脑沟回走行与枕叶走行区别勾画颞叶，包括侧脑室内侧的海马。

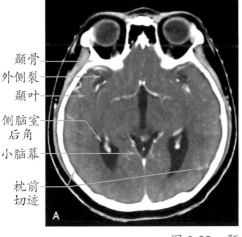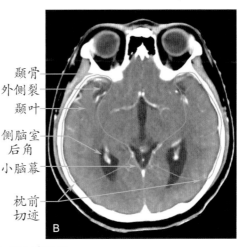

图 3-22　颞叶 CT 横断面

A. 勾画前 CT 增强图像；B. 勾画后 CT 增强图像。

颞叶外侧界为颞骨，前界为大脑外侧裂，CT 上勾画时，内侧界可沿大脑外侧裂向后、向下沿丘脑外侧、小脑幕顶至侧脑室三角区向后外至枕前切迹。

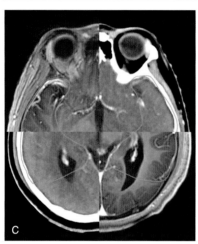

颞骨
外侧裂
颞叶
侧脑室
后角
小脑幕
枕前
切迹

图 3-23 颞叶 MRI 横断面

A. 勾画前 MRI 增强图像；B. 勾画后 MRI 增强图像；C. 融合图像显示 CT 上根据解剖标志勾画颞叶，与 MRI 上根据直观影像学形态差别勾画颞叶基本吻合。MRI 上根据颞叶脑沟回走行与枕叶走行区别勾画颞叶，包括侧脑室内侧的海马。

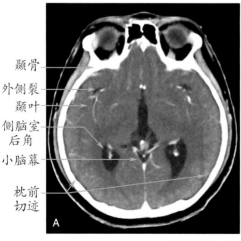

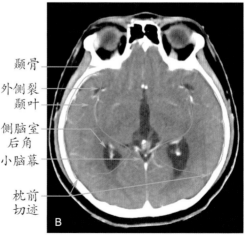

颞骨
外侧裂
颞叶
侧脑室
后角
小脑幕
枕前
切迹

图 3-24 颞叶 CT 横断面

A. 勾画前 CT 增强图像；B. 勾画后 CT 增强图像。

颞叶外侧界为颞骨，前界为大脑外侧裂，CT 上勾画时，内侧界可沿大脑外侧裂向后、向下沿丘脑外侧、小脑幕顶至侧脑室三角区向后外至枕前切迹。

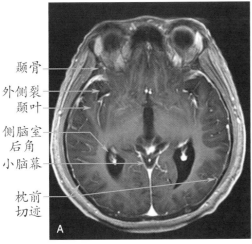

颞骨
外侧裂
颞叶
侧脑室
后角
小脑幕
枕前
切迹

颞骨
外侧裂
颞叶
侧脑室
后角
小脑幕
枕前
切迹

图 3-25 颞叶 MRI 横断面

A. 勾画前 MRI 增强图像;B. 勾画后 MRI 增强图像;C. 融合图像显示 CT 上根据解剖标志勾画颞叶,与 MRI 上根据直观影像学形态差别勾画颞叶基本吻合。融合图像显示 CT 勾画的颞叶与 MRI 图像上颞叶结构相吻合。MRI 上根据颞叶脑沟回走行与枕叶走行区别勾画颞叶,包括侧脑室内侧的海马。

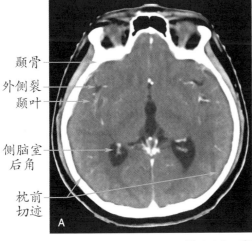
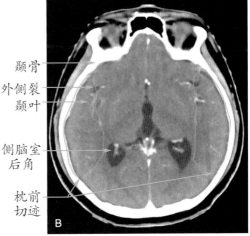

颞骨
外侧裂
颞叶
侧脑室
后角
枕前
切迹

颞骨
外侧裂
颞叶
侧脑室
后角
枕前
切迹

图 3-26 颞叶 CT 横断面

A. 勾画前 CT 增强图像;B. 勾画后 CT 增强图像。

颞叶外侧界为颞骨,前界及内侧界为大脑外侧裂,内界沿大脑外侧裂向后沿丘脑外侧至侧脑室三角区后缘向外后至枕前切迹。

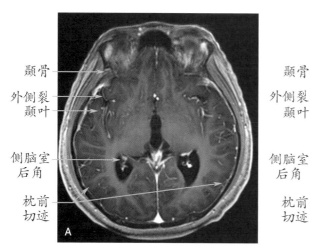

颞骨
外侧裂
颞叶

侧脑室
后角

枕前
切迹

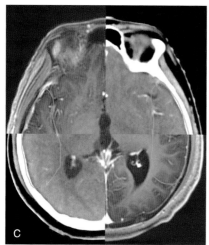

图 3-27 颞叶 MRI 横断面

A.勾画前 MRI 增强图像;B.勾画后 MRI
增强图像;C.融合图像显示 CT 勾画的颞
叶与 MRI 图像上颞叶结构相吻合。MRI
上根据颞叶脑沟回走行与枕叶走行区别勾
画颞叶,包括侧脑室内侧的海马。

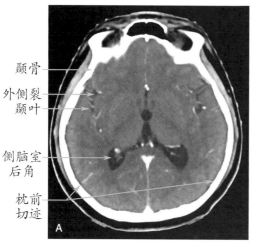

颞骨
外侧裂
颞叶

侧脑室
后角

枕前
切迹

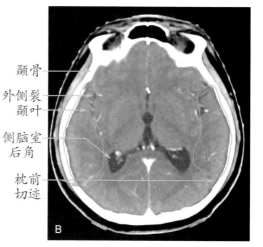

颞骨
外侧裂
颞叶

侧脑室
后角

枕前
切迹

图 3-28 颞叶 CT 横断面

A.勾画前 CT 增强图像;B.勾画后 CT 增强图像。

颞叶外侧界为颞骨,前界及内侧界为大脑外侧裂,内界沿大脑外侧裂向后沿丘脑外侧至
侧脑室三角区后缘向外后至枕前切迹。

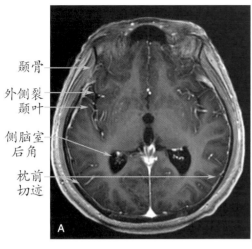

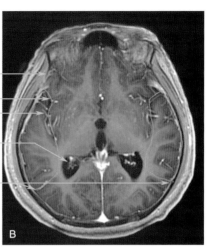

颞骨
外侧裂
颞叶
侧脑室
后角
枕前
切迹

颞骨
外侧裂
颞叶
侧脑室
后角
枕前
切迹

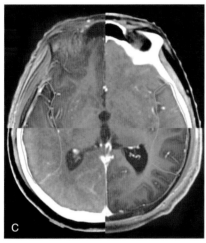

图 3-29 颞叶 MRI 横断面

A. 勾画前 MRI 增强图像;B. 勾画后 MRI 增强图像;C. 融合图像显示 CT 上根据解剖标志勾画颞叶,与 MRI 上根据直观影像学形态差别勾画颞叶基本吻合。MRI 上根据颞叶脑沟回走行与枕叶走行区别勾画颞叶,包括侧脑室内侧的海马。

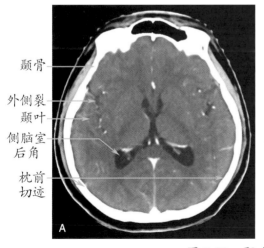

颞骨
外侧裂
颞叶
侧脑室
后角
枕前
切迹

颞骨
外侧裂
颞叶
侧脑室
后角
枕前
切迹

图 3-30 颞叶 CT 横断面

A. 勾画前 CT 增强图像;B. 勾画后 CT 增强图像。

颞叶外侧界为颞骨,前界及内侧界为大脑外侧裂,内界沿大脑外侧裂向后沿丘脑外侧至侧脑室三角区后缘向外后至枕前切迹。

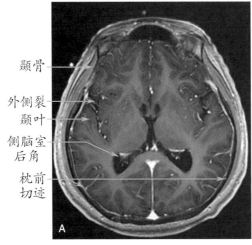

颞骨
外侧裂
颞叶
侧脑室后角
枕前切迹

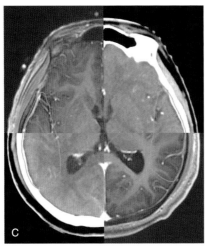

图 3-31 颞叶 MRI 横断面

A. 勾画前 MRI 增强图像；B. 勾画后 MRI 增强图像；C. 融合图像显示 CT 上根据解剖标志勾画颞叶，与 MRI 上根据直观影像学形态差别勾画颞叶基本吻合。MRI 上根据颞叶脑沟回走行与枕叶走行区别勾画颞叶，包括侧脑室内侧的海马。

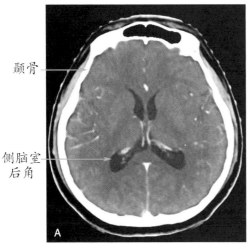

颞骨
侧脑室后角

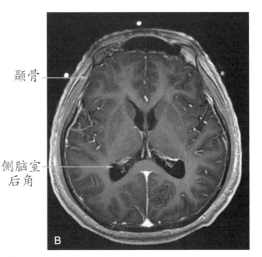

颞骨
侧脑室后角

图 3-32 外侧裂最上层面

A. CT 增强扫描图像；B. MRI 增强图像。

外侧裂最上层，颞叶消失。

第三节　剂量限制的临床研究进展

临床正常组织效应的定量分析（QANTEC）显示，标准分割下，部分脑照射剂量达 72Gy 时，发生症状性放射性坏死的风险为 5%。一项关于颅底肿瘤经质子治疗后发生放射性颞叶坏死的剂量 - 体积关系研究显示，当接受 60Gy 照射的颞叶的绝对体积（V_{60}）超过 5.5cm³ 或 V_{70}>1.7cm³ 时，3 年发生颞叶放射性坏死的风险为 15%。（表 3-1）

表 3-1　颞叶剂量限制研究汇总

研究名称	研究类型	放射治疗	限制剂量 /Gy	最大可接受剂量
RTOG 0225	Ⅱ期研究	SIB-IMRT 常规分割	$D_{max} \leqslant 60$	V_{65}<1%
国际指南	指南	–	0.03cm³ 组织受照射剂量≤65	0.03cm³ 组织受照射剂量≤72Gy
NRG HN001	临床研究	–	0.03cm³ 组织受照射剂量<70	0.03cm³ 组织受照射剂量<72Gy

参考文献 ●●●

［1］ Lawrence YR, Li XA, el Naqa I, et al. Radiation dose-volume ef-fects in the brain. Int J Radiat Oncol Biol Phys, 2010, 76 (3): S20-S27.

［2］ Mark W M, Okechukwu R L, Cynthia S J C. Dose-volume relationships associated with temporal lobe radiation necrosis after skull base proton beam therapy. Int J Radiat Oncol Biol Phys, 2015, 91 (2): 261-267.

［3］ Lee N, Harris J, Garden AS, et al. Intensity-modulated radiation therapy with or without chemotherapy for nasopharyngeal carcinoma: radiation therapy oncology group phase Ⅱ trial 0225. J Clin Oncol, 2009, 27 (22): 3684-3690.

［4］ Lee AW, Ng WT, Pan JJ, et al. International Guideline on Dose Prioritization and Accep-tance Criteria in Radiation Therapy Planning for Nasopharyngeal Carcinoma. Int J Radiat Oncol Biol Phys, 2019, 105 (3): 567-580.

［5］ NRG-HN001: Randomized phase Ⅱ and phase Ⅲ studies of individ-ualized treatment for nasopharyngeal carcinoma based on biomarker Epstein Barr virus (EBV) deoxyribonucleic acid (DNA). Available at: https://www. nrgoncology. org/Clinical-Trials/Protocol-Table.

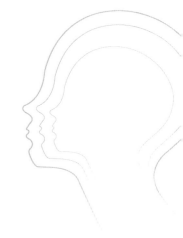

第四章

眼球与晶状体的勾画与剂量限制

第一节　解剖与功能特点

眼球为视觉器官,晶状体为眼球的重要构成部分,眼球居于眶内,大致为球形,借筋膜与眶壁相连,前方有眼睑,后面由视神经连于脑,周围附有泪腺和眼外肌,有眶脂体衬垫。晶状体位于眼球前方,呈双面凸透镜状。

眼球及晶状体为头颈部肿瘤危及器官保护的Ⅱ类优先器官,其损伤可能出现结膜炎、角膜炎、全眼球炎,晚期损伤包括白内障、角膜溃疡,乃至失明。

第二节　勾　画　图　谱

勾画要点:

1. 面膜固定,大孔径CT模拟定位图像,软组织窗勾画,眼球位于眶内前方,为球形软组织结构。

2. 晶状体位于眼球前方,密度稍高。

3. 勾画眼球时包含眼球壁、晶状体、角膜和玻璃体。

4. 眼球结构在CT图像上显示清晰,CT增强图像上可见眼球壁强化,边界明显,易于勾画。

图4-1~图4-11展示了从颅顶到颅底顺序勾画的实例,双侧相同结构以相同颜色勾画。图中紫色线勾画为眼球,橘色线勾画为晶状体,按右侧眼球勾画结构进行标识。

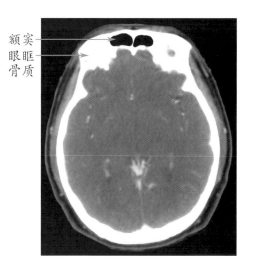

图 4-1 眼眶上缘层面

CT 眼眶上缘层面,可见眶上缘骨质结构,前正中气腔影为额窦,两侧骨质密度影为眼眶上缘骨质。

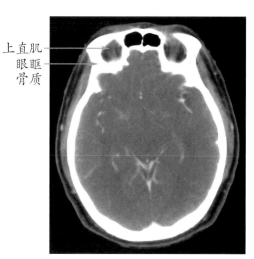

图 4-2 眼眶上直肌层面

CT 眼眶上直肌层面,额窦旁骨质内条形软组织密度影为眼球上直肌,为眼球的上缘层面。

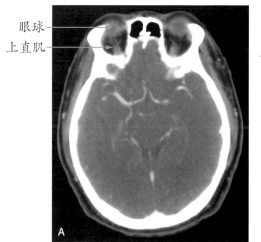
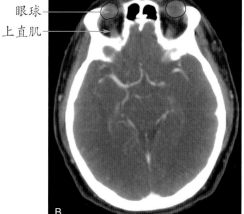

图 4-3 眼球层面

A. 勾画前的 CT 图像;B. 勾画后的 CT 图像。

眼球为眼眶骨质内前方球形结构,后方条形软组织影为眼上直肌。

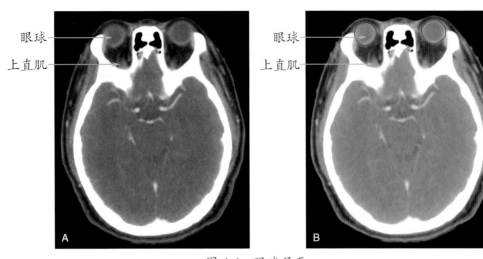

图 4-4　眼球层面

A.勾画前的 CT 图像；B.勾画后的 CT 图像。

眼眶骨质内前方球形结构为眼球,眼球后软组织影为上直肌。

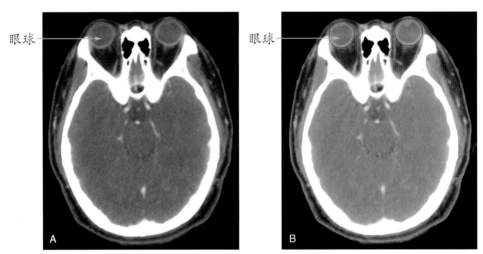

图 4-5　晶状体层面

A.勾画前的 CT 图像；B.勾画后的 CT 图像。

眼眶骨质内前方球形结构为眼球,此层上直肌消失,左侧眼球前部高密度影为晶状体。

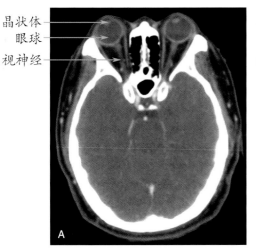

图 4-6　视神经层面

A. 勾画前的 CT 图像；B. 勾画后的 CT 图像。

眼眶骨质内前方球形结构为眼球，双侧眼球前部高密度影为晶状体，眼球后正中条形软组织密度影为视神经。

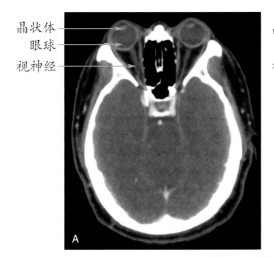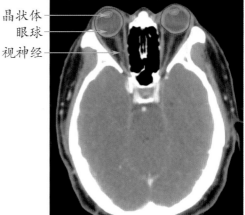

图 4-7　视神经层面

A. 勾画前的 CT 图像；B. 勾画后的 CT 图像。

眼眶骨质内前方球形结构为眼球，双侧眼球前部高密度影为晶状体，眼球后正中条形软组织密度影为视神经。

晶状体

眼球

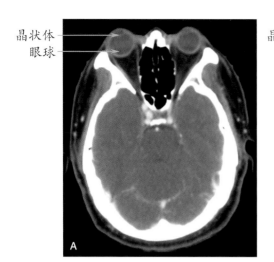

晶状体

眼球

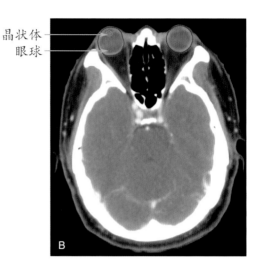

图 4-8　眼球层面

A. 勾画前的 CT 图像；B. 勾画后的 CT 图像。

眼眶骨质内前方球形结构为眼球，右侧眼球前部高密度影为晶状体，此层视神经消失。

眼球

下直肌

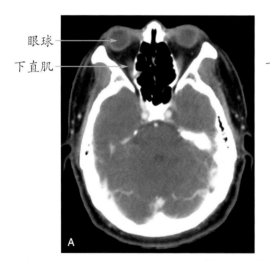

眼球

下直肌

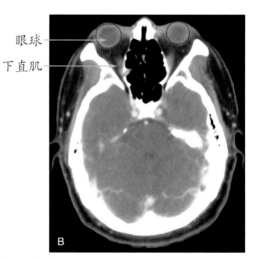

图 4-9　下直肌层面

A. 勾画前的 CT 图像；B. 勾画后的 CT 图像。

眼眶骨质内前方球形结构为眼球，晶状体消失，眼球后条形软组织影为眼球下直肌。

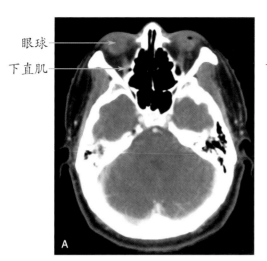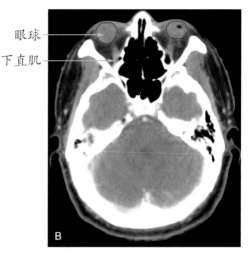

图 4-10　下直肌层面

A. 勾画前的 CT 图像；B. 勾画后的 CT 图像。

眼眶骨质内前方球形结构为眼球，晶状体消失，眼球后条形软组织影为眼球下直肌。

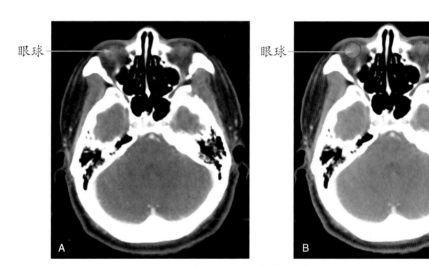

图 4-11　眼球最下层面

A. 勾画前的 CT 图像；B. 勾画后的 CT 图像。

眼眶骨质内前方圆形软组织结构为眼球底部，眼球下直肌消失，为眼球最下层。

第三节　剂量限制的临床研究进展

一项研究提示，角膜接受 ≥50Gy 的照射剂量几个月后会出现因辐射诱发的角膜损伤。在 30~50Gy 的常规分次照射后，角膜会出现常见的斑点状糜烂。在 40~50Gy 照射后，会出现角膜水肿。放疗诱导的白内障的发生是由于晶状体受照剂量过高造成损伤导致。据报道,使用近距离放疗或高能电子线照射会增加罹患白内障的风险,白内障可在低至 2Gy 的单次照射后形成。研究显示,白内障的发生时间与晶状体的受照射剂量有关,当照射剂量为 2.5~6.5Gy 时,潜伏期为 8 年,发生白内障的风险为 33%;当照射剂量为 6.51~11.5Gy 时,潜伏期为 4 年,发生白内障的风险为 66%。(表 4-1)

表 4-1　眼球和晶状体剂量限制研究汇总

研究名称	研究类型	放射治疗	限制剂量 /Gy	最大可接受剂量 /Gy
RTOG 0225	Ⅱ期研究	SIB-IMRT 常规分割	晶状体:尽可能降低 眼球:D_{mean}<35	—
RTOG 0615	Ⅱ期研究	SIB-IMRT 常规分割	晶状体:D_{max}<25 眼球:D_{max}<50	—
国际指南	指南	—	晶状体:0.03cm³ 组织受照射剂量<6 眼球:D_{mean}<35	晶状体:0.03cm³ 组织受照射剂量<15 眼球:0.03cm³ 组织受照射剂量<50

参考文献

[1] Barabino S, Raghavan A, Loeffler J, et al. Radiotherapy-induced ocular surface disease. Cornea, 2005, 24: 909-914.

[2] V Swetha E J, Andrew W, Michael P M, et al. Ocular risks from orbital and periorbital radiation therapy: a critical review. Int J Radiat Oncol Biol Phys, 2011, 79 (3): 650-659.

[3] Lee N, Harris J, Garden AS, et al. Intensity-modulated radiation therapy with or without chemotherapy for nasopharyngeal carcinoma: radiation therapy oncology group phase Ⅱ trial 0225. J Clin Oncol, 2009, 27 (22): 3684-3690.

[4] Lee NY, Zhang Q, Pfister DG, et al. Addition of bevacizumab to standard chemoradiation for locoregionally advanced nasopharyngeal carcinoma (RTOG 0615): a phase 2 multi-institutional trial. Lancet Oncol, 2012, 13 (2): 172-180.

[5] Lee AW, Ng WT, Pan JJ, et al. International Guideline on Dose Prioritization and Acceptance Criteria in Radiation Therapy Planning for Nasopharyngeal Carcinoma. Int J Radiat Oncol Biol Phys, 2019, 105 (3): 567-580.

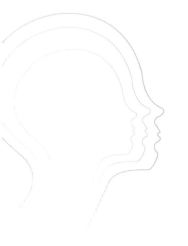

第五章

垂体的勾画与
剂量限制

第一节　解剖与功能特点

垂体位于颅底蝶鞍内,蝶窦后上方,形状似卵圆形,重 600~700mg,体积约 1 100mm³。垂体通常分为两部分:神经垂体和腺垂体,两者还包括漏斗和垂体柄部分。正中隆突为漏斗后下部的隆起,是下丘脑与腺垂体间血管联系的重要部位。垂体的上方以床突间硬脑膜——鞍膈与颅腔隔开,鞍膈中央有一大小不等的小孔,通常为 2~3mm,垂体柄经此孔与下丘脑相连。环绕垂体柄的蛛网膜大多不进入鞍内。

垂体是人体重要的内分泌腺,腺垂体主要分泌 7 种具有明显生理活性的激素,即催乳素(PRL)、生长激素(GH)、促肾上腺皮质激素(ACTH)、促甲状腺激素(TSH)、卵泡刺激素(FSH)、黄体生成素(LH)和促黑激素(MSH)。神经垂体,包括正中隆突、漏斗柄和垂体后叶,由间脑底部向下发展而成。漏斗自视交叉与乳头体之间的灰结节下伸,逐渐变细,延续为漏斗柄,同结合部合为垂体柄。神经垂体由神经胶质细胞和神经纤维组成,无分泌功能,由下丘脑视上核和室旁核团神经细胞所分泌的抗利尿激素(ADH)(内含加压素和催产素两种激素成分),沿下丘脑垂体束,以颗粒的形式伴随其各自的神经激素输送至神经垂体贮存。

垂体侧壁至颈内动脉海绵窦段距离为 1~3mm,垂体及蝶鞍上方为视交叉,正常成人垂体约 1cm×1.5cm×0.5cm。垂体是放射敏感组织,放疗易引起垂体功能减退,主要为腺垂体功能低下,需采取一定的防护措施。

第二节　勾画图谱

勾画要点：

1. 面膜固定，定位 CT 薄层扫描显示听觉结构，常规大孔径 CT 扫描层厚 3mm。

2. 选择软组织窗勾画，垂体位于蝶鞍背部的垂体窝内，对照骨窗，更容易分辨出垂体窝的位置和界限。

3. 定位 MRI 用于 CT 勾画后对照，在显示垂体上方视交叉方面有优势。

4. 在大孔径 CT 模拟定位图像上勾画时，垂体密度不易分辨，注意不要超过垂体窝周围的骨质，共勾画 2~3 层。

图 5-1~ 图 5-8 展示了从颅底开始在 CT 软组织窗及骨窗勾画的实例，MRI T$_2$ 加权像用于对照，红色线勾画的结构为垂体。

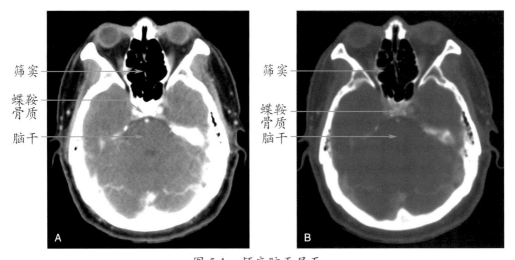

图 5-1　颅底脑干层面

A. CT 软组织窗；B. CT 骨窗，骨质结构显示更明显。

前方正中骨性气腔为筛窦，后方高密度骨质结构为蝶骨体上部，蝶鞍骨质，中央柱状软组织密度影为脑干。

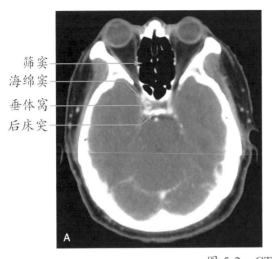

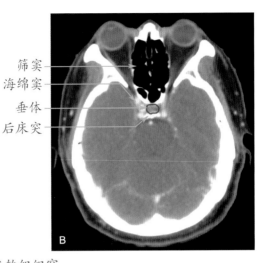

图 5-2　CT 软组织窗

A. 勾画前 CT 图像；B. 勾画后 CT 图像。

筛窦后方可见蝶骨上部形成的垂体窝，后部骨质结构为后床突，两侧强化血管影所在的位置为海绵窦。垂体位于垂体窝内，勾画时不要超过前后骨质及两侧海绵窦。

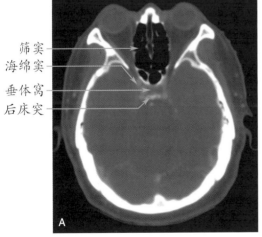

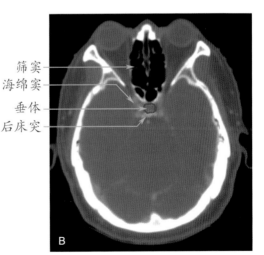

图 5-3　CT 骨窗

A. 勾画前 CT 图像；B. 勾画后 CT 图像。

骨窗显示垂体窝及后床突骨质结构更明显。

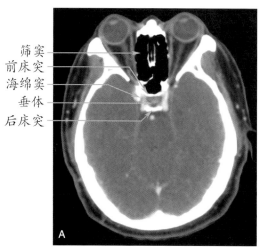

筛窦
前床突
海绵窦
垂体
后床突

图 5-4 垂体层面
A. 勾画前 CT 图像；B. 勾画后 CT 图像。

此层面为垂体最显著层面，在垂体窝内的圆形略高密度影为垂体，前后骨质分别为前床突和后床突，两侧高密度影为海绵窦内的血管。

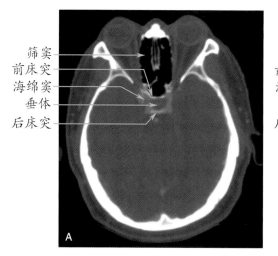

筛窦
前床突
海绵窦
垂体
后床突

图 5-5 垂体层面
A. 勾画前 CT 图像；B. 勾画后 CT 图像。
CT 骨窗显示前床突和后床突骨质结构明显。

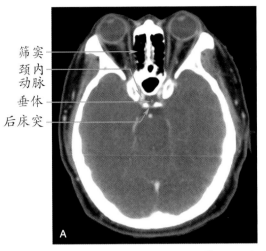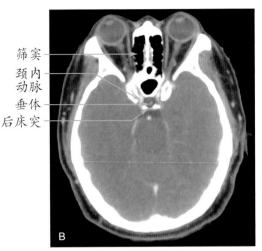

筛窦
颈内动脉
垂体
后床突

图 5-6　视神经管层面

A. 勾画前 CT 图像；B. 勾画后 CT 图像。

筛窦后方垂体窝最上层，两侧前方为视神经管，两侧高密度血管影为颈内动脉，垂体位于垂体窝内，前后为骨质结构，两侧为颈内动脉。

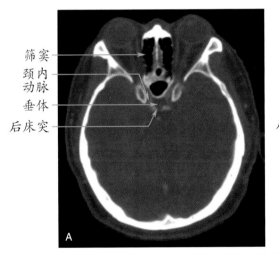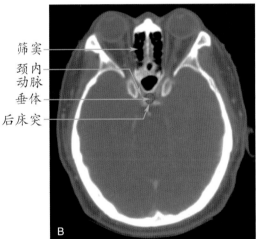

筛窦
颈内动脉
垂体
后床突

图 5-7　视神经管层面

A. 勾画前 CT 图像；B. 勾画后 CT 图像。

CT 骨窗：眼眶后部可见骨性管状结构为视神经管，其后方中央为垂体窝，后部的后床突骨质结构明显，两侧略高密度血管影为颈内动脉。

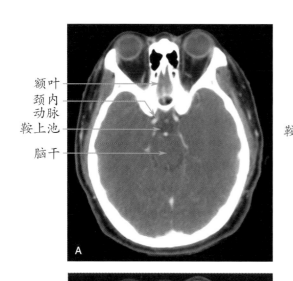

图 5-8　鞍上池层面

A. CT 软组织窗显示的鞍上池层面,垂体消失,内可见低密度脑脊液信号;B. CT 骨窗上显示的鞍上池层面;C. MRI 图像上可见鞍上池内的视交叉结构。

第三节　剂量限制的临床研究进展

　　垂体功能减退被定义为三个激素轴(性腺、甲状腺和肾上腺)中至少一个激素轴功能的减退。即使是在调强适形放射治疗(IMRT)时代,放疗后仍有 20%~50% 的患者会出现某些激素缺乏导致的内分泌失调。一项研究提示,垂体接受 ≥30Gy 照射时,其中一个激素轴上激素分泌障碍的风险将增加。另一项研究发现,位于下丘脑 - 垂体附近的肿瘤术后接受头颅放疗累积剂量超过 30Gy 的患者发生促肾上腺皮质激素(ACTH)缺乏的风险最大。在鼻咽癌危及器官限量的国际指南中提到,垂体损伤将导致多种激素(包括性激素、皮质醇、生长激素等)的复杂功能障碍,建议将垂体放在Ⅲ类优先器官进行保护。(表 5-1)

表 5-1　垂体剂量限制研究汇总

研究名称	研究类型	放射治疗	限制剂量 /Gy	最大可接受剂量 /Gy
国际指南	指南	–	$0.03cm^3$ 组织受照射剂量 ≤ 60	$0.03cm^3$ 组织受照射剂量 ≤ 65
AIRO	指南	–	D_{max} ≤ 50	–
DAHANCA	指南	–	D_{mean} ≤ 30	–

参考文献

[1] Seland M, Bjøro T, Furre T, et al. Hormonal dysfunction is frequent in cancer survivors treated with radiotherapy to the head and neck region. J Cancer Surviv, 2015, 9 (4): 630-640.

[2] Lee AW, Ng WT, Pan JJ, et al. International Guideline on Dose Prioritization and Acceptance Criteria in Radiation Therapy Planning for Nasopharyngeal Carcinoma. Int J Radiat Oncol Biol Phys, 2019, 105 (3): 567-580.

[3] Wei C, Crowne EC. The hypothalamic-pituitary-adrenal axis in childhood cancer survivors. Endocr Relat Cancer, 2018, 25 (10): R479-R496.

[4] Merlotti A, Alterio D, Vigna-Taglianti R, et al. Technical guidelines for head and neck cancer IMRT on behalf of the Italian association of radiation oncology-head and neck working group. Radiat Oncol, 2014, 9: 264.

[5] Grégoire V, Ang K, Budach W, et al. Delineation of the neck node levels for head and neck tumors: a 2013 update. DAHANCA, EORTC, HKNPCSG, NCIC CTG, NCRI, RTOG, TROG consensus guidelines. Radiother Oncol, 2014, 110 (1): 172-181.

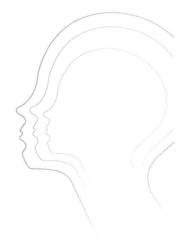

第六章

下颌骨及颞下颌关节的勾画与剂量限制

第一节　解剖与功能特点

　　下颌骨分为体部及升支部,两侧体部在正中联合。下颌升支部上方有两个骨性突起,后方者称为髁突,前方者称为冠突,两者之间的凹缘称为下颌切迹。颞下颌关节由下颌骨髁突、颞骨关节面、居于二者之间的关节盘、关节周围的关节囊和关节韧带所组成。颞下颌关节是颌面部具有转动和滑动运动的左右联动关节,其解剖和运动复杂,是人体最复杂的关节之一。

　　下颌骨受到损伤,最突出的表现有下颌骨放射性骨髓炎、下颌骨坏死;颞下颌关节运动障碍最常见的症状是张口受限。

第二节　勾　画　图　谱

　　勾画要点:

　　1. 大孔径 CT 模拟定位图像,于骨窗勾画。

　　2. 横断面图像上,由颈部向颅底方向,下颌骨的位置从颌面部的前部向中后方延续。

　　图 6-1~ 图 6-15 展示了从颈部到颅底顺序勾画的实例,紫色线勾画的结构为下颌骨和颞下颌关节。

下颌
骨体

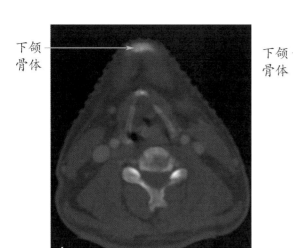

下颌
骨体

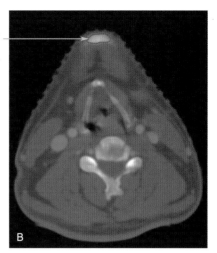

图 6-1　下颌骨体下缘层面
A.勾画前 CT 图像；B.勾画后 CT 图像。
CT 骨窗上可见前方正中高密度影为下颌骨下缘。

下颌
骨体

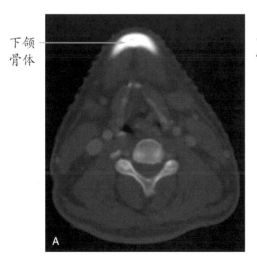

下颌
骨体

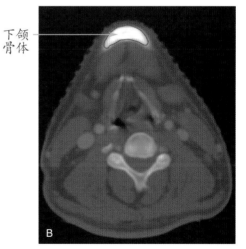

图 6-2　下颌骨体层面
A.勾画前 CT 图像；B.勾画后 CT 图像。
CT 骨窗上可见前方正中高密度影为下颌骨体。

下颌
骨体
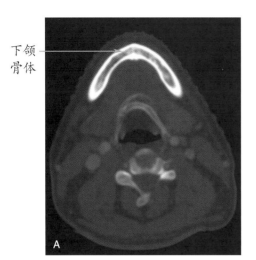
下颌
骨体
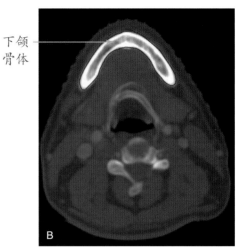

图 6-3 下颌骨体层面
A. 勾画前 CT 图像；B. 勾画后 CT 图像。
CT 骨窗上可见前方正中高密度弧形影为下颌骨体。

下颌
骨体
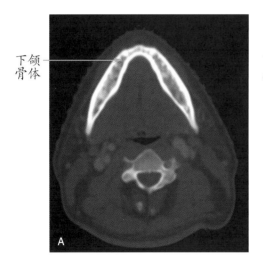
下颌
骨体
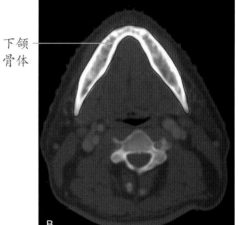

图 6-4 下颌骨体层面
A. 勾画前 CT 图像；B. 勾画后 CT 图像。
CT 骨窗上前方正中高密度弧形影为下颌骨体。

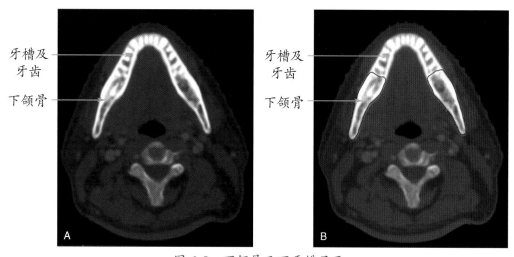

图 6-5　下颌骨及下牙槽层面

A. 勾画前 CT 图像；B. 勾画后 CT 图像。

CT 骨窗上前方正中高密度弧形影，中间部分以高低密度规则排列的为牙槽及牙齿，后方为下颌骨，内可见低密度骨髓腔。

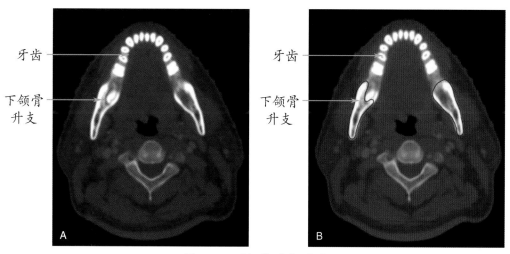

图 6-6　下颌骨升支层面

A. 勾画前 CT 图像；B. 勾画后 CT 图像。

CT 骨窗上中间部分以高低密度规则排列的为牙齿，后方为下颌骨，内可见低密度骨髓腔。

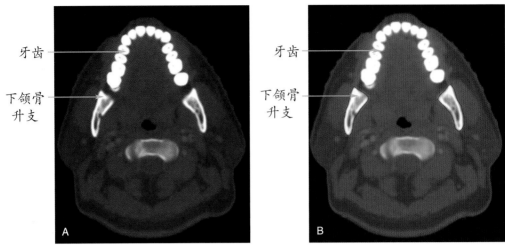

图 6-7　下颌骨升支层面

A. 勾画前 CT 图像；B. 勾画后 CT 图像。

CT 骨窗上中间部分以高低密度规则排列的为牙齿,后方为下颌骨,内可见低密度骨髓腔。

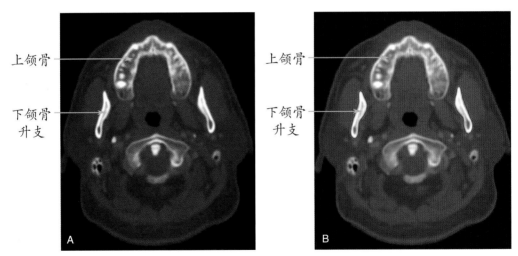

图 6-8　下颌骨升支层面

A. 勾画前 CT 图像；B. 勾画后 CT 图像。

CT 骨窗上中间部分高密度骨质影为上颌骨,后方两侧扁平状骨质影为下颌骨升支。

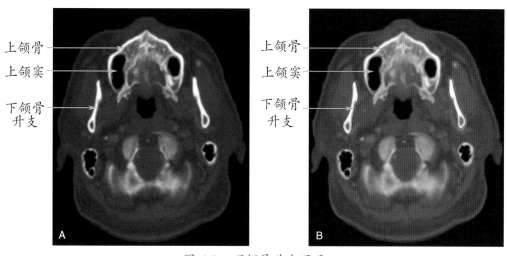

图 6-9　下颌骨升支层面

A. 勾画前 CT 图像；B. 勾画后 CT 图像。

CT 骨窗上中间部分高密度骨质影为上颌骨，其内低密度含气腔为上颌窦，后方两侧扁平状骨质影为下颌骨升支。

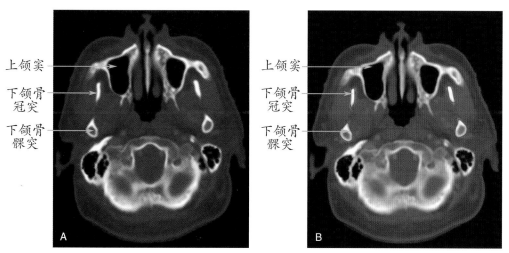

图 6-10　下颌骨髁突层面

A. 勾画前 CT 图像；B. 勾画后 CT 图像。

CT 骨窗上中间部分高密度骨质影为上颌骨，内低密度含气腔为上颌窦，外侧后方高密度骨质影为下颌骨升支。下颌骨升支分为前方的冠突和后方的髁突。

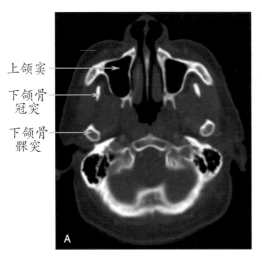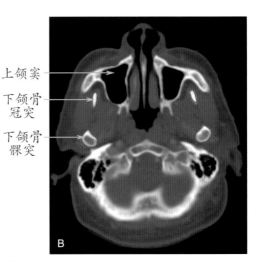

上颌窦

下颌骨
冠突

下颌骨
髁突

上颌窦

下颌骨
冠突

下颌骨
髁突

图 6-11　下颌骨髁突层面

A. 勾画前 CT 图像；B. 勾画后 CT 图像。

CT 骨窗上中间部分高密度骨质影为上颌窦，内低密度含气腔为上颌窦，外侧后方高密度骨质影为下颌骨升支。下颌骨升支分为前方的冠突和后方的髁突，髁突上端膨胀成下颌头。

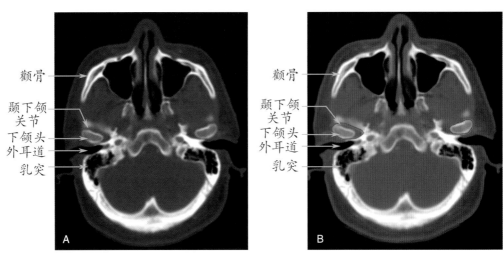

颧骨

颞下颌
关节

下颌头
外耳道
乳突

颧骨

颞下颌
关节

下颌头
外耳道

乳突

图 6-12　颞下颌关节层面

A. 勾画前 CT 图像；B. 勾画后 CT 图像。

CT 骨窗上双侧低密度含气腔为上颌窦，外侧高密度骨质影为颧骨。右侧中部为膨大的下颌头，周围低密度为颞下颌关节腔，后方可见含气的外耳道及乳突小房。

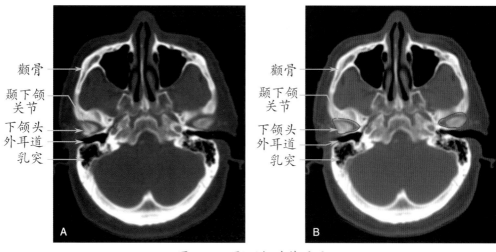

图 6-13　颞下颌关节层面

A. 勾画前 CT 图像；B. 勾画后 CT 图像。

CT 骨窗上双侧低密度含气腔为上颌窦，外侧高密度骨质影为颧骨。右侧中部可见膨大的下颌头，周围低密度为颞下颌关节腔，后方可见含气的外耳道及乳突小房。

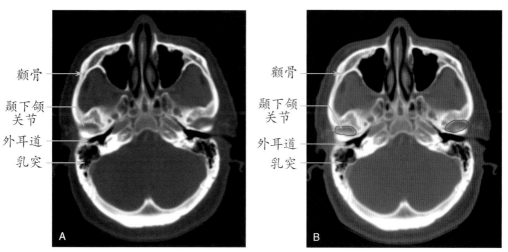

图 6-14　颞下颌关节层面

A. 勾画前 CT 图像；B. 勾画后 CT 图像。

CT 骨窗上外侧高密度骨质影为颧骨。颧骨后方和乳突、外耳道前方低密度影为颞下颌关节腔。

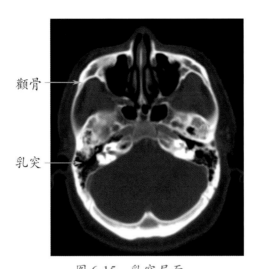

图 6-15　乳突层面

CT 骨窗上外侧高密度骨质影为颧骨。颧骨后方为乳突，颞下颌关节腔消失。

第三节　剂量限制的临床研究进展

　　下颌骨和颞下颌关节属于放射晚反应器官，放疗可能导致颞下颌关节的放射性骨坏死（ORN）和颞下颌关节的僵硬。研究报道，ORN 的发生与许多因素有关，包括原发病变的位置、肿瘤侵犯程度、PTV 中包含的下颌骨体积、RT 剂量与分割模式、照射技术以及牙齿状况、拔牙或根管治疗等情况。Kubota H 等的研究纳入了 1 196 例口咽鳞癌患者，他们接受 IMRT 或者联合同步化疗，研究显示下颌骨坏死在 1 年、3 年、5 年的发生率分别为 3%、5% 和 7%。多因素分析显示下颌骨接受 60Gy 照射的体积是显著影响因素。该研究建议以 $V_{60}<14\%$ 作为下颌骨照射剂量体积的限制。Gomez DR 等的研究显示，下颌骨 $D_{max}>70Gy$ 和 $D_{mean}>40Gy$ 与下颌骨坏死显著相关。（表 6-1）

表 6-1　下颌骨与颞下颌关节剂量限制研究汇总

研究项目	研究类型	放射治疗	限制剂量 /Gy	最大可接受剂量 /Gy
RTOG 0225，RTOG 0615	Ⅱ期研究	SIB-IMRT 常规分割	1cm³ 组织受照射剂量<75 或 $D_{max}\leqslant70$	—
NRG HN001	临床研究	—	0.03cm³ 组织受照射剂量<70	0.03cm³ 组织受照射剂量<75
国际指南	指南	—	$D_{2\%}\leqslant70$	$D_{2\%}\leqslant75$

参考文献

［1］ Kubota H, Miyawaki D, Mukumoto N, et al. Risk factors for osteoradionecrosis of the jaw in patients with head and neck squamous cell carcinoma. Radiat Oncol, 2021, 16 (1): 1.

［2］ Gomez DR, Estilo CL, Wolden SL, et al. Correlation of osteoradionecrosis and dental events with dosimetric parameters in intensity-modulated radiation therapy for head-and-neck cancer. Int J Radiat Oncol Biol Phys, 2011, 81: e207-e213.

［3］ Lee N, Harris J, Garden AS, et al. Intensity-modulated radiation therapy with or without chemotherapy for nasopharyngeal carcinoma: radiation therapy oncology group phase Ⅱ trial 0225. J Clin Oncol, 2009, 27 (22): 3684-3690.

［4］ Lee NY, Zhang Q, Pfister DG, et al. Addition of bevacizumab to standard chemoradiation for locoregionally advanced nasopharyngeal carcinoma (RTOG 0615): a phase 2 multi-institutional trial. Lancet Oncol, 2012, 13 (2): 172-180.

［5］ NRG-HN001: Randomized phase Ⅱ and phase Ⅲ studies of individualized treatment for nasopharyngeal carcinoma based on biomarker Epstein Barr virus (EBV) deoxyribonucleic acid (DNA). Available at: https://www. nrgoncology. org/Clinical-Trials/Protocol-Table.

［6］ Lee AW, Ng WT, Pan JJ, et al. International Guideline on Dose Prioritization and Acceptance Criteria in Radiation Therapy Planning for Nasopharyngeal Carcinoma. Int J Radiat Oncol Biol Phys, 2019, 105 (3): 567-580.

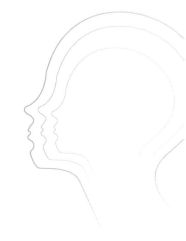

第七章
腮腺的勾画与剂量限制

第一节　解剖与功能特点

腮腺是最大的一对唾液腺,位于面侧部,上缘多紧邻颧弓、外耳道和颞下颌关节;下界多位于下颌角;前邻咬肌、下颌支和翼内肌的后缘。浅部向前延伸,覆盖于咬肌后部的浅面;后缘邻接乳突的前缘及胸锁乳突肌的前部。深部位于下颌后窝内及下颌支深面。腮腺的深面与茎突诸肌及深部血管神经相邻。腮腺表面及腮腺实质内分布有淋巴结。浅淋巴结引流耳廓、颅顶前部和面上部的淋巴。深淋巴结收集外耳道、中耳、鼻、腭和颊深部的淋巴引流。最后注入颈外侧淋巴结。经腮腺的有多支血管和神经,纵行的有颈外动脉,颞浅动、静脉,下颌后静脉及耳颞神经;横行的有上颌动、静脉,面横动、静脉和面神经及其分支。其中临床上根据面神经的位置将腮腺分为浅叶和深叶。解剖学上分为浅部、深部及峡部三部分,浅部为覆盖于下颌支和咬肌后份的浅面,呈三角形;深部位于下颌支深面,呈椎体状突向咽侧壁;峡部为浅部和深部的连接处,位于下颌支的后缘。

第二节　勾画图谱

勾画要点:

1. 在 CT 增强扫描图像上勾画,建议最大扫描层厚为 3mm。勾画时选择软组织窗,调整合适的窗宽、窗位,更清楚地显示腮腺解剖结构,便于勾画。

2. 有条件的单位,行 MRI 增强融合定位,与定位 CT 相同体位,常用的序列为 T_1WI、T_2WI、T_1WI 增强、T_2 FLAIR。

3. 在合适的窗宽窗位下,腮腺作为最大的腺体结构,其密度较周围脂肪间隙高,较周围肌肉及骨组织密度低,在腮腺下极尤其容易辨认其差别,建议自下向上进行勾画。

4. 腮腺质地较软,可沿周围间隙呈局部轻度延伸样生长,在无肌肉、骨骼组织限制的间隙可见局部填充样生长。如周围有骨骼、肌肉或淋巴结结构,该方向生长会受到限制。

5. 腮腺内侧缘邻近颈动脉鞘结构,为头颈部肿瘤好发淋巴结转移部位,需注意鉴别淋巴结。有时腮腺内部亦可见肿大淋巴结显示。

6. 不同个体间腮腺差异可能较大,需要根据实际情况仔细辨别周围结构后确定勾画区域。

图 7-1~ 图 7-8 为腮腺下极至腮腺上极直接勾画腮腺。以 CT 图像为基础勾画,对比融合 MRI 图像,用以验证 CT 图像上勾画的准确性,黄色线勾画的为腮腺,红线突出了腮腺内走行的血管,其余双侧相同结构以相同颜色勾画。

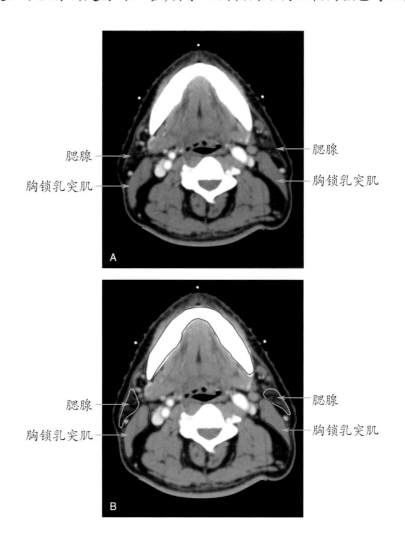

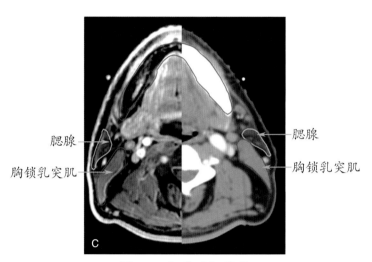

图 7-1 腮腺下极层面

A. 勾画前增强 CT 图像;B. 勾画后增强 CT 图像;C. CT 及 MR 融合图像。

腮腺的勾画建议由下极向上勾画,如图所示,腮腺作为 CT 图像中最大的唾液腺,其腺体密度与其后方胸锁乳突肌及前方咬肌的密度均有明显区别。CT 图像所示腮腺在其下极层面往往呈前宽后窄的近似三角形结构。其前后方分别为咬肌和胸锁乳突肌,其内侧邻近颈内动静脉,有时伴有淋巴结结构。

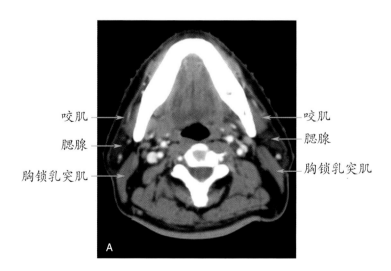

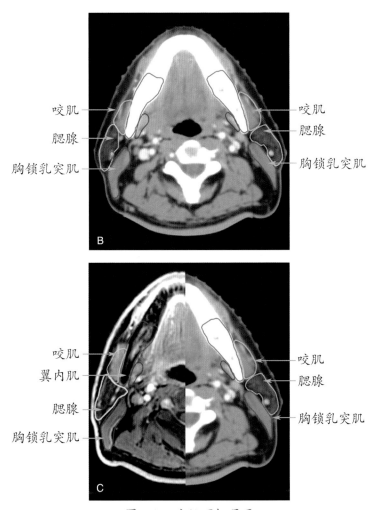

图 7-2　咬肌下极层面

A. 勾画前 CT 增强图像；B. 勾画后 CT 增强图像；C. CT 及 MR 融合图像。

随着自下向上勾画，CT 图像中腮腺的前缘可出现咬肌（如患者的腮腺体积较小，其下极可能在咬肌下极以上）。从该层面起，腮腺前缘为咬肌后缘，内侧缘为胸锁乳突肌外侧缘。如果下颌骨与胸锁乳突肌之间无明显淋巴结或二腹肌后腹结构，腮腺可沿此间隙向内生长至颈动脉鞘区域。如有淋巴结或二腹肌结构，在腮腺可局限于外侧。且随着腮腺向上勾画其所占面积的增大，血管可穿行至腮腺内。

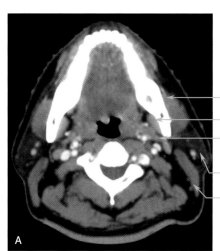
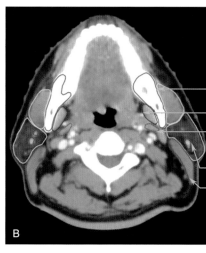

咬肌
翼内肌
二腹肌
后腹
腮腺
胸锁乳
突肌

咬肌
翼内肌
二腹肌
后腹
腮腺
胸锁乳
突肌

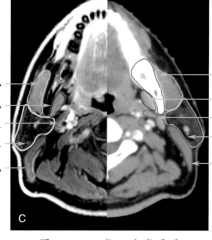

咬肌
翼内肌
二腹肌后腹
腮腺
胸锁乳突肌

咬肌
翼内肌
二腹肌后腹
腮腺
胸锁乳突肌

图 7-3　二腹肌后腹层面

A. 勾画前 CT 增强图像；B. 勾画后 CT 增强图像；C. CT 及 MR 融合图像。

在图 7-2 的基础上继续向上勾画，腮腺面积进一步增大，其内可见血管穿行。前界为咬肌后缘及下颌支后缘，内侧界为二腹肌外侧缘、胸锁乳突肌外侧缘。如颈动脉鞘周围有淋巴结存在，也可阻止腮腺向内部间隙生长。

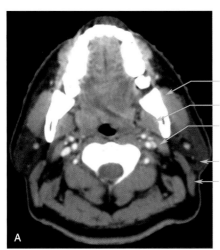

咬肌
翼内肌
二腹肌后腹
腮腺
胸锁乳突肌

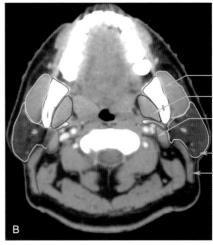

咬肌
翼内肌
二腹肌后腹
腮腺
胸锁乳突肌

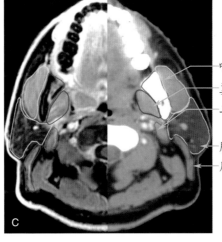

咬肌
翼内肌
二腹肌后腹
腮腺
胸锁乳突肌

图 7-4　腮腺层面

A. 勾画前 CT 增强图像；B. 勾画后 CT 增强图像；C. CT 及 MR 融合图像。

前界为咬肌后缘及下颌支后缘，内侧界为二腹肌外侧缘，胸锁乳突肌外侧缘。注意腮腺质地较软，可有轻度延伸样或填充样生长的表现。如本层面，腮腺向前可沿咬肌外间隙向前延伸，向内可沿翼内肌及二腹肌后腹之间的间隙延伸，向后沿胸锁乳突肌及二腹肌后腹间的间隙延伸。因左右侧结构基本对称，为方便展现勾画细节，仅在一侧进行标注。

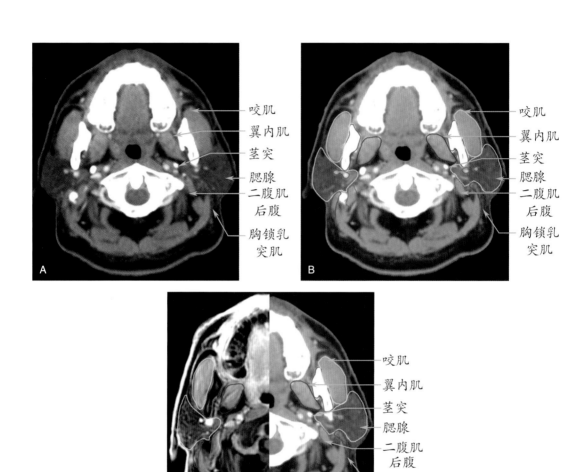

咬肌
翼内肌
茎突
腮腺
二腹肌
后腹
胸锁乳
突肌

咬肌
翼内肌
茎突
腮腺
二腹肌
后腹
胸锁乳
突肌

咬肌
翼内肌
茎突
腮腺
二腹肌
后腹
胸锁乳
突肌

图 7-5　茎突层面

A. 勾画前 CT 增强图像；B. 勾画后 CT 增强图像；C. CT 及 MR 融合图像。
二腹肌后腹与翼内肌之间间隙增宽，腮腺向内延伸。其前界为咬肌、下颌支及翼内肌后缘，内侧界为二腹肌外侧缘、胸锁乳突肌外侧缘、茎突及周围肌肉外侧缘（茎突周围茎突舌骨肌、茎突舌肌和茎突咽肌本身较细小，CT 图像难以辨别，应以茎突骨质为标记）。左右侧结构基本对称，为方便展现勾画细节，仅在一侧进行标注。

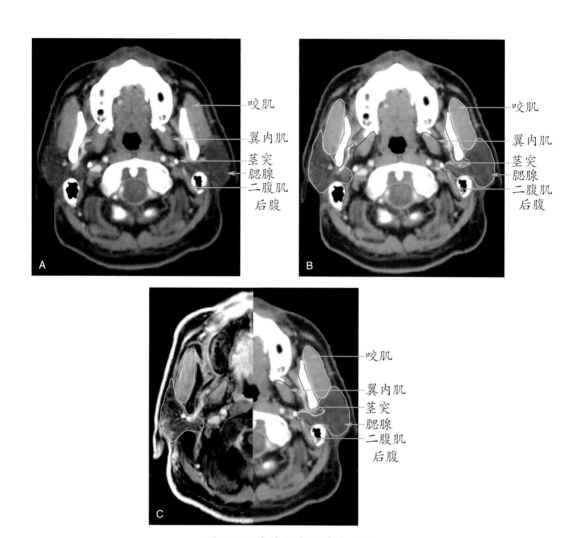

图 7-6　胸锁乳突肌消失层面

A. 勾画前 CT 增强图像；B. 勾画后 CT 增强图像；C. CT 及 MR 融合图像。

随着乳突的逐渐出现，二腹肌后腹向乳突的肌肉附着点靠拢，本层面起胸锁乳突肌消失。腮腺前界为咬肌、下颌支及翼内肌后缘，内侧界为二腹肌外侧缘、乳突外侧缘、茎突及周围肌肉外侧缘。

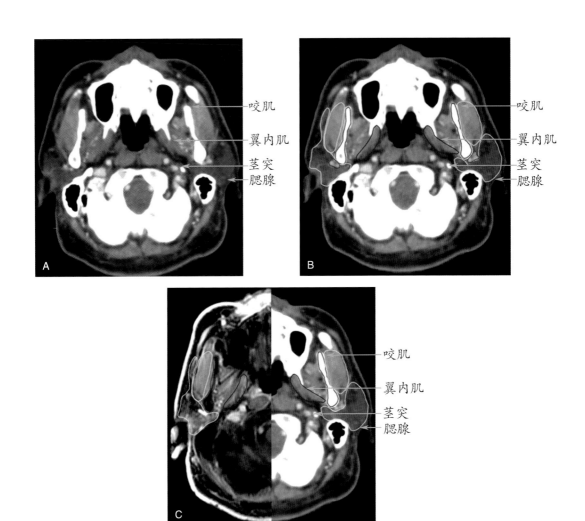

图 7-7　耳廓出现层面

A. 勾画前 CT 增强图像；B. 勾画后 CT 增强图像；C. CT 及 MR 融合图像。

本层面胸锁乳突肌及二腹肌均消失，耳廓出现。腮腺前界为咬肌、下颌支及翼内肌后缘，内侧界为乳突外侧缘、茎突及周围肌肉外侧缘。需注意因耳廓软骨的存在，腮腺的后外侧界会沿耳廓软骨形状改变。如前所述，腮腺作为质地较软的腺体组织，具有一定的延伸性生长特点，在本图所示的右侧腮腺，可见腮腺浅部沿咬肌间隙向前延伸生长。

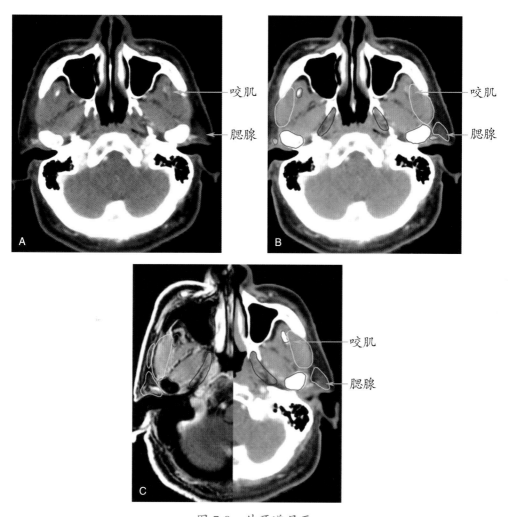

图 7-8　外耳道层面

A. 勾画前 CT 增强图像；B. 勾画后 CT 增强图像；C. CT 及 MR 融合图像。

腮腺上极常位于外耳道至颧弓层面，本层面可见外耳道出现。腮腺前界为咬肌，内侧界为下颌支，后界为外耳道前缘。本图所示的右侧腮腺，仍可见腮腺浅部沿咬肌间隙向前延伸样生长。需注意部分患者外耳道出现后仍可能有部分层面见腮腺显示。需要综合比较 CT 图像所示结构关系及组织密度进行勾画。

第三节　剂量限制的临床研究进展

QUANTEC 研究认为如果至少一侧腮腺的平均剂量<20Gy 或两侧腺体平均剂量均<25Gy，可以避免严重口干的发生。在 Lee 等的研究中按 QUANTEC 推荐的腮腺限制剂量，3 个月时患者口干发生率小于 33%，12 个月时没有患者发生口干症状。（表 7-1）

表 7-1 腮腺剂量限制研究汇总

研究项目	研究类型	放射治疗	限制剂量 /Gy	最大可接受剂量 /Gy
RTOG 0225, RTOG 0615	Ⅱ期研究	SIB-IMRT 常规分割	一侧平均剂量<26 50% 体积<30 或双侧 ≥20cm³ 体积<20	–
NRG HN001	临床研究	–	一侧平均剂量<26	一侧平均剂量 26~33
国际指南	指南	–	平均剂量<26 至少一侧腮腺 ≥50% 体积的最大剂量<30	–

参考文献

［1］ Deasy JO, Moiseenko V, Marks L, et al. Radiotherapy dose-volume effects on salivary gland function. Int J Radiat Oncol Biol Phys, 2010, 76 (3 Suppl): S58-S63.

［2］ Lee TF, Fang FM. Quantitative analysis of normal tissue effects in the clinic (QUANTEC) guideline validation using quality of life questionnaire datasets for parotid gland constraints to avoid causing xerostomia during head-and-neck radiotherapy. Radiother Oncol, 2013, 106 (3): 352-358.

［3］ Lee N, Harris J, Garden AS, et al. Intensity-modulated radiation therapy with or without chemotherapy for nasopharyngeal carcinoma: radiation therapy oncology group phase Ⅱ trial 0225. J Clin Oncol, 2009, 27 (22): 3684-3690.

［4］ Lee NY, Zhang Q, Pfister DG, et al. Addition of bevacizumab to standard chemoradiation for locoregionally advanced nasopharyngeal carcinoma (RTOG 0615): a phase 2 multi-institutional trial. Lancet Oncol, 2012, 13 (2): 172-180.

［5］ NRG-HN001: Randomized phase Ⅱ and phase Ⅲ studies of individ-ualized treatment for nasopharyngeal carcinoma based on biomarker Epstein Barr virus (EBV) deoxyribonucleic acid (DNA). Available at: https://www. nrgoncology. org/Clinical-Trials/Protocol-Table.

［6］ Lee AW, Ng WT, Pan JJ, et al. International Guideline on Dose Prioritization and Accep-tance Criteria in Radiation Therapy Planning for Nasopharyngeal Carcinoma. Int J Radiat Oncol Biol Phys, 2019, 105 (3): 567-580.

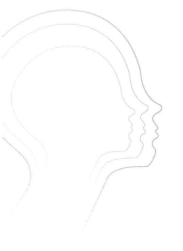

第八章

中耳及内耳的勾画与剂量限制

第一节　解剖与功能特点

　　听力系统是由外耳、中耳及内耳构成。对于头颈部肿瘤而言,中耳及内耳因邻近靶区器官,对放疗计划的制定影响更为重要。对于中耳及内耳的勾画不同文献有不同的推荐,在本书中,我们根据对患者临床症状影响的大小,以及放疗计划中剂量限制情况,推荐中耳勾画包括鼓室及咽鼓管,内耳包括耳蜗、三个半规管、前庭及内耳道。

　　中耳位于颞骨岩部内,在外耳和内耳之间,中耳的鼓室内有听小骨,鼓室通过咽鼓管与咽部的前方相通,后方经乳头窦与乳突小房相连,咽喉部的感染可以经此通道播散到乳突小房。内耳嵌于颞骨岩部,包含听觉器官和平衡器官,听觉器官主要为耳蜗,平衡器官包含前庭、迷路和三个半规管。早期放射性耳损伤主要表现为外耳道炎、分泌性中耳炎、急性听力下降和迷路炎。晚期放射性损伤包括长期中耳积液、慢性化脓性中耳炎、放射性骨坏死和慢性听力下降等。

第二节　勾　画　图　谱

勾画要点:

1. 面膜固定,定位 CT 薄层扫描显示听觉结构,常规大孔径 CT 扫描层厚3mm。

2. 选择骨窗勾画,调整窗宽、窗位,以便更清晰地显示结构。

3. 中耳及内耳结构均位于颞骨岩部,勾画时找准颞骨岩部、乳突小房及内耳道位置,骨窗上微调窗宽、窗位可清晰看到各个结构。

图 8-1~ 图 8-7 展示了从头顶到颈部顺序勾画的实例,双侧相同结构以相同颜色勾画。

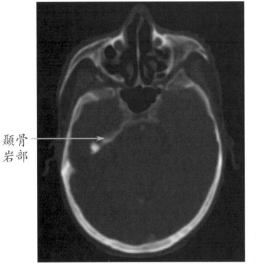

颞骨
岩部

图 8-1 颞骨岩部层面 CT 骨窗
患者定位面膜固定时头部位置不对称,右侧颞骨岩部已显示,左侧尚未出现颞骨岩部骨质,此层内耳及中耳结构尚未显出。

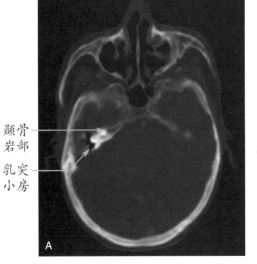

颞骨
岩部

乳突
小房

鼓室
半规管

图 8-2 乳突小房层面
A. 勾画前 CT 图像; B. 勾画后 CT 图像。右侧颞骨内以乳突小房为解剖标记,乳突小房内前方含气结构为鼓室,鼓室与乳突小房相通,鼓室内侧颞骨岩部内弯曲小管状低密度结构为半规管。

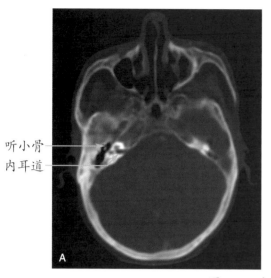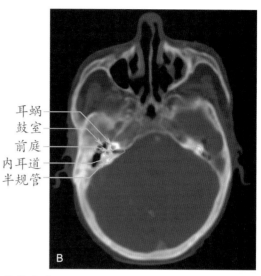

图 8-3　内耳道层面

A.勾画前 CT 图像；B.勾画后 CT 图像。右侧颞骨岩部后面中部可见内耳道，以内耳道及乳突小房为解剖标记，内耳道外侧由内向外围绕着耳蜗、前庭及半规管，乳突小房前方，内耳外侧为外耳道及鼓室，鼓室内可见听小骨。

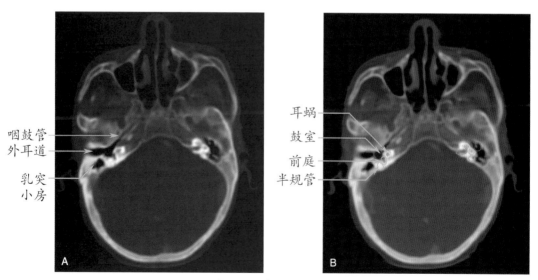

图 8-4　外耳道层面

A.勾画前 CT 图像；B.勾画后 CT 图像。CT 可见乳突小房前方的含气腔道为外耳道，内侧为鼓室，鼓室与咽鼓管相连。鼓室内侧颞骨岩部内低密度结构为内耳。

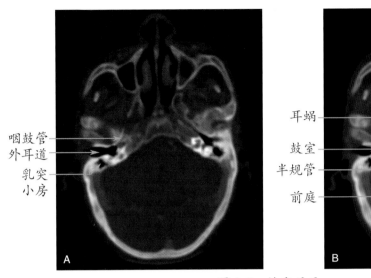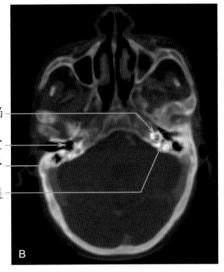

图 8-5　鼓室层面

A. 勾画前 CT 图像; B. 勾画后 CT 图像。CT 可见乳突小房前方的含气腔道为外耳道,内侧为鼓室,鼓室与咽鼓管相连。鼓室内侧颞骨岩部内低密度结构为内耳。

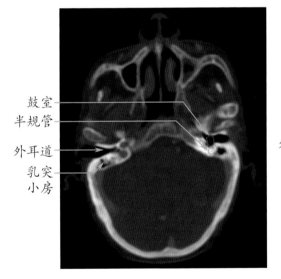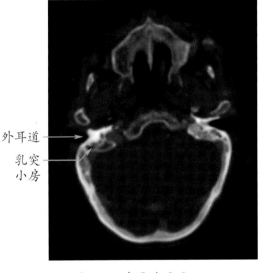

图 8-6　外耳道层面

右侧中耳及内耳结构消失;左侧可见鼓室及中耳。

图 8-7　外耳道层面

双侧中耳及内耳结构均消失。

第三节　剂量限制的临床研究进展

研究报道,头颈部肿瘤放化疗后并发感音神经性耳聋(SNHL)可能与以下因素有关：顺铂的剂量，内耳的受照射剂量。研究认为与单纯放疗相比，放化疗综合治疗时内耳剂量限制应该更严格，常规分割下，建议平均受量≤45Gy，最好是≤35Gy。浙江省肿瘤医院 Wang Jin 等入组 51 例行 IMRT 的 NPC 的研究发现，12.7% 的患者发生了低频（0.5~2kHz）SNHL，42.7% 的患者发生了高频（4kHz）SNHL；顺铂的累积剂量>200mg/m²，$D_{0.1}$ cm³ ≥39.8Gy 及患有分泌性中耳炎是 SNHL 发生的预测因素。（表 8-1）

表 8-1　中耳与内耳剂量限制研究汇总

研究项目	研究类型	放射治疗	限制剂量	最大可接受剂量
RTOG 0225	Ⅱ期研究	SIB-IMRT 常规分割	D_{mean}<50Gy	–
RTOG 0615	Ⅱ期研究	SIB-IMRT 常规分割	≥55Gy 的体积≤5%	–
NRG HN001	临床研究	–	0.03cm³ 组织受照射剂量<55Gy	
国际指南	指南	–	D_{mean}≤45Gy	D_{mean}≤55Gy

参考文献

［1］Bhandare N, Jackson A, Eisbruch A, et al. Radiation therapy and hearing loss. Int J Radiat Oncol Biol Phys, 2010, 76: S50-S57.

［2］Wang J, Chen YY, Tai A, et al. Sensorineural hearing loss after combined intensity modulated radiation therapy and cisplatin-based chemotherapy for nasopharyngeal carcinoma. Transl Oncol, 2015, 8: 456-462.

［3］Lee N, Harris J, Garden AS, et al. Intensity-modulated radiation therapy with or without chemotherapy for nasopharyngeal carcinoma: radiation therapy oncology group phase Ⅱ trial 0225. J Clin Oncol, 2009, 27 (22): 3684-3690.

［4］Lee NY, Zhang Q, Pfister DG, et al. Addition of bevacizumab to standard chemoradiation for locoregionally advanced nasopharyngeal carcinoma (RTOG 0615): a phase 2 multi-institutional trial. Lancet Oncol, 2012, 13 (2): 172-180.

［5］NRG-HN001: Randomized phase Ⅱ and phase Ⅲ studies of individ-ualized treatment for nasopharyngeal carcinoma based on biomarker Epstein Barr virus (EBV) deoxyribonucleic acid (DNA). Available at: https://www. nrgoncology. org/Clinical-Trials/Protocol-Table.

［6］Lee AW, Ng WT, Pan JJ, et al. International Guideline on Dose Prioritization and Acceptance Criteria in Radiation Therapy Planning for Nasopharyngeal Carcinoma. Int J Radiat Oncol Biol Phys, 2019, 105 (3): 567-580.

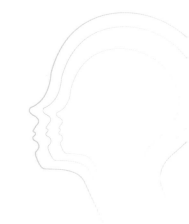

第九章
颌下腺的勾画与
剂量限制

第一节　解　　剖

　　颌下腺位于下颌骨内侧、舌根两侧的下颌下间隙中,该间隙上界达下颌骨下缘,后界为二腹肌后腹。双侧颌下腺整体处于下颌体下缘及二腹肌前、后腹所围成的下颌下三角内。

第二节　勾　画　图　谱

　　勾画要点:

　　1. 在 CT 增强扫描图像上勾画,建议最大扫描层厚为 3mm。勾画时选择软组织窗,调整合适的窗宽、窗位,更清楚地显示颌下腺解剖结构,便于勾画。

　　2. 有条件的单位,行 MRI 增强融合定位,与定位 CT 相同体位,常用的序列为 T_1WI、T_2WI、T_1WI 增强、T_2 FLAIR。勾画时选择 T_1WI,能清楚显示颌下腺,以准确勾画。

　　3. 颌下腺的勾画界限,上界:下颌骨体下缘或翼内肌下缘;后界:二腹肌后腹;前界:下颌舌骨肌;内界:舌根外侧缘。也可找到其最大截面分别向上、向下勾画。

　　图 9-1~图 9-8 为由颌下腺上界开始逐层向下勾画图像。以 CT 图像为基础勾画,对比融合 MRI 图像,用以验证 CT 图像上勾画的准确性。粉色线勾画的为双侧颌下腺,其余结构以不同颜色勾画。

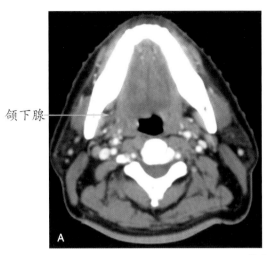

图 9-1　翼内肌下缘层面

A. 勾画前 CT 图像；B. 勾画后 CT 图像。此层面为下颌体下缘或翼内肌下缘，即颌下腺出现层面，在图像的前方可见倒"V"字形高信号结构即为下颌骨，颌下腺位于下颌骨后方内侧的下颌三角内，前方为下颌舌骨肌，后方为二腹肌后腹。

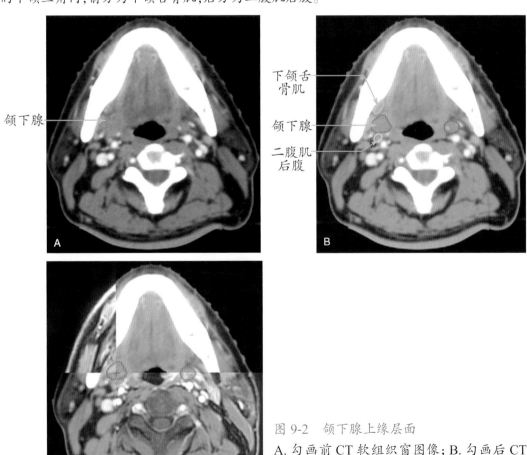

图 9-2　颌下腺上缘层面

A. 勾画前 CT 软组织窗图像；B. 勾画后 CT 软组织窗图像；C. CT-MRI 融合图像。显示图 9-1 的下一层面。

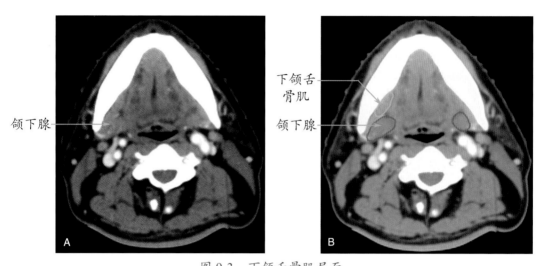

图 9-3　下颌舌骨肌层面

A. 勾画前 CT 软组织窗图像；B. 勾画后 CT 软组织窗图像。由图 9-2 层面继续向下，颌下腺断面增大，仍位于下颌骨后方的内侧，前方为下颌舌骨肌。

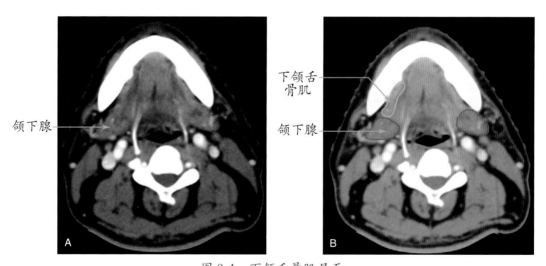

图 9-4　下颌舌骨肌层面

A. 勾画前 CT 软组织窗图像；B. 勾画后 CT 软组织窗图像。由图 9-3 层面继续向下，颌下腺断面继续增大，可见下颌骨断面缩小，前方仍为下颌舌骨肌，内侧为舌骨，后方为颈动脉鞘和胸锁乳突肌。

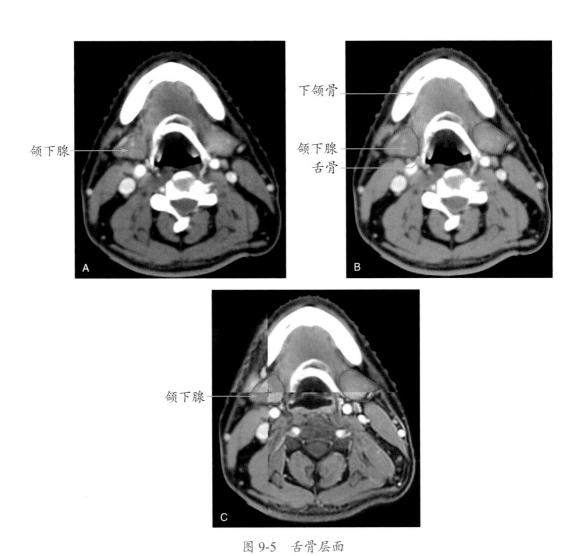

图 9-5　舌骨层面

A. 勾画前 CT 软组织窗图像；B. 勾画后 CT 软组织窗图像；C. CT-MRI 融合图像。由图 9-4 层面继续向下，此层面颌下腺断面最大，下颌骨断面继续前收，前方可见二腹肌前腹，内侧为舌骨，后方为颈动脉鞘和胸锁乳突肌。

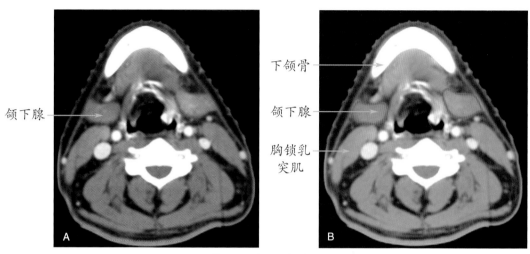

图 9-6　颌下腺层面

A. 勾画前 CT 软组织窗图像；B. 勾画后 CT 软组织窗图像。

由图 9-5 层面继续向下，颌下腺断面较上层缩小，下颌骨断面继续前收，前方可见二腹肌前腹，内侧为舌骨，后方为胸锁乳突肌。

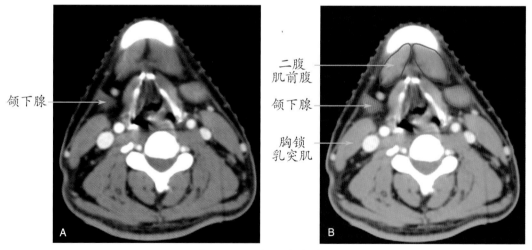

图 9-7　二腹肌前腹层面

A. 勾画前 CT 软组织窗图像；B. 勾画后 CT 软组织窗图像。

由图 9-6 层面继续向下，颌下腺断面较上层缩小，下颌骨断面继续前收，前方可见二腹肌前腹，内侧为舌骨，后方为胸锁乳突肌，外侧为皮肤脂肪组织。

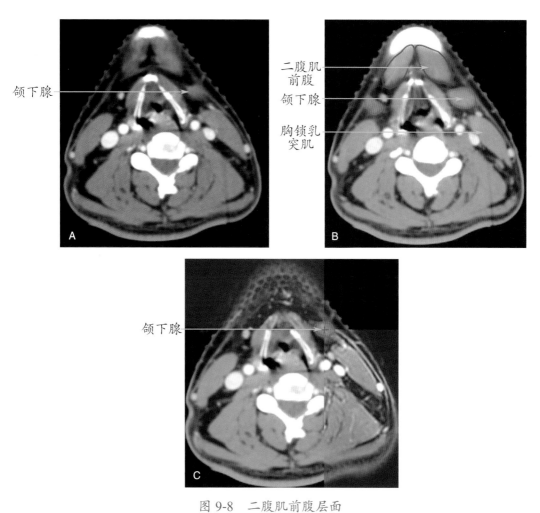

图 9-8　二腹肌前腹层面

A. 勾画前 CT 软组织窗图像；B. 勾画后 CT 软组织窗图像；C. CT-MRI 融合图像。

由图 9-7 层面继续向下，颌下腺断面较上层缩小，下颌骨断面继续前收，前方可见二腹肌前腹，内侧为舌骨，后方为胸锁乳突肌，外侧为皮肤脂肪组织。

第三节　剂量限制的临床研究进展

关于颌下腺耐受剂量的文献报道较少。Wang 等研究显示，颌下腺在保护组和非保护组的平均照射剂量分别为 20.4Gy 和 57.4Gy；V_{30} 分别为 14.7% 和 99.8%，两组间存在显著差异，且在放疗结束 2 个月和 6 个月时口干症的发生率非保护组明显高于保护组。Lee 等研究显示，腮腺和颌下腺分别接受平均剂量 23Gy 和 42Gy 的照射与腺体分泌功能减退存在显著相关性。Murthy 等研究显示，在治疗 1 年和 2 年后颌下腺发生 50% 并发症的受照剂量分别为 36Gy 和 44Gy；在颌下腺平均照射剂量 54Gy 的基础上，每降低 1Gy 的照射剂量，可将罹患严重口干症的风险降低 2%~2.5%。（表 9-1）

表 9-1　颌下腺剂量限制研究汇总

研究项目	研究类型	放射治疗	限制剂量 /Gy	最大可接受剂量 /Gy
国际指南	指南	–	$D_{mean} \leqslant 45$	$D_{mean} \leqslant 55$
AIRO	指南	–	$D_{mean} \leqslant 35$	–
DAHANCA	指南	–	$D_{mean} \leqslant 35$	–

参考文献

[1] Wang ZH, Yan C, Zhang ZY, et al. Impact of salivary gland dosimetry on post-IMRT recovery of saliva output and xerostomia grade for head-and-neck cancer patients treated with or without contralateral submandibular gland sparing: a longitudinal study. Int J Radiat Oncol Biol Phys, 2011, 81 (5): 1479-1487.

[2] Lee SW, Kang KW, Wu HG. Prospective investigation and literature review of tolerance dose on salivary glands using quantitative salivary gland scintigraphy in the intensity-modulated radiotherapy era. Head Neck, 2016, 38 Suppl 1: E1746-E1755.

[3] Murthy V, Lewis S, Kannan S, et al. Submandibular function recovery after IMRT in head and neck cancer: A prospective dose modelling study. Radiother Oncol, 2018, 129 (1): 38-43.

[4] Lee AW, Ng WT, Pan JJ, et al. International Guideline on Dose Prioritization and Acceptance Criteria in Radiation Therapy Planning for Nasopharyngeal Carcinoma. Int J Radiat Oncol Biol Phys, 2019, 105 (3): 567-580.

[5] Merlotti A, Alterio D, Vigna-Taglianti R, et al. Technical guidelines for head and neck cancer IMRT on behalf of the Italian association of radiation oncology-head and neck

working group. Radiat Oncol, 2014, 9: 264.

［6］Grégoire V, Ang K, Budach W, et al. Delineation of the neck node levels for head and neck tumors: a 2013 update. DAHANCA, EORTC, HKNPCSG, NCIC CTG, NCRI, RTOG, TROG consensus guidelines. Radiother Oncol, 2014, 110 (1): 172-181.

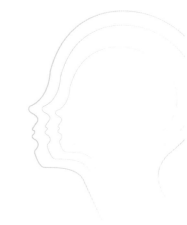

第十章
口腔黏膜的勾画与剂量限制

第一节 解　剖

从解剖学讲,口腔是上消化道的起始部,其上部为腭(至软硬腭交界处),下部为肌性口底,前方和侧方以唇和颊为界,上、下唇之间的口裂与外界相通,向后经咽峡与咽相通。

覆盖在口腔各解剖结构的黏膜中含大量的小涎腺,放疗中主要评价放射线对口腔黏膜的影响。本书中关于口腔部位的勾画是根据 2015 年发表在 *Radiotherapy and Oncology*(《放射治疗和肿瘤学》)上世界 9 个中心放射肿瘤学家讨论定义的口腔范围所进行的勾画。书中定义的扩展口腔包括:硬腭、软腭、悬雍垂;舌及舌底;颊黏膜、内唇;磨牙后三角;腭舌弓;口底小唾液腺;舌下腺。

第二节　勾　画　图　谱

勾画要点:

1. 在 CT 增强扫描图像上勾画,建议最大扫描层厚为 3mm。勾画时选择软组织窗,调整合适的窗宽、窗位,更清楚地显示口腔内各解剖结构,便于勾画。

2. 有条件的单位,行 MRI 增强融合定位,与定位 CT 相同体位,常用的序列为 T_1WI、T_2WI、T_1 增强、T_2 FLAIR。

图 10-1~ 图 10-19 以 CT 图像为基础勾画,对比融合 MRI 图像,用以验证 CT 图像上勾画的准确性。图中按扩展口腔解剖所勾画口腔组成结构,标注口腔为狭义的口腔,包括硬腭、软腭、活动舌及部分舌根。

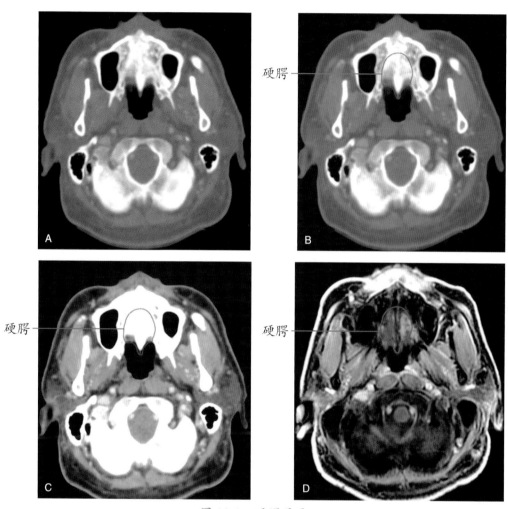

图 10-1　硬腭层面

A. 勾画前 CT 骨窗图像；B. 勾画后 CT 骨窗图像；C. 勾画后 CT 软组织窗图像；
D. 勾画后 MRI T_1 增强图像。
口腔上界从硬腭开始，硬腭选择骨窗勾画。

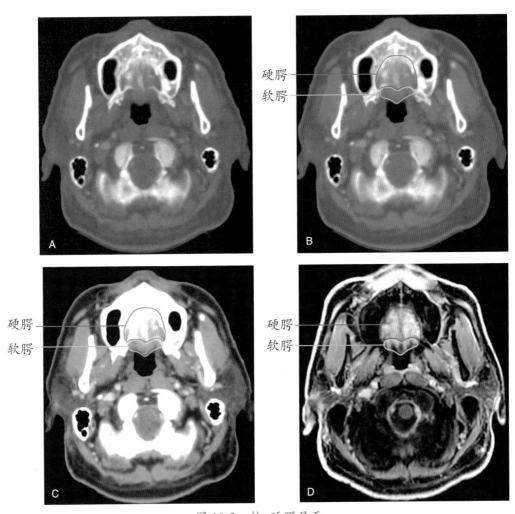

图 10-2 软、硬腭层面

A.勾画前 CT 骨窗图像；B.勾画后 CT 骨窗图像；C.勾画后 CT 软组织窗图像；D.勾画后 MRI T$_1$ 增强图像。

硬腭黏膜于骨窗勾画，后方软组织密度影为软腭结构。

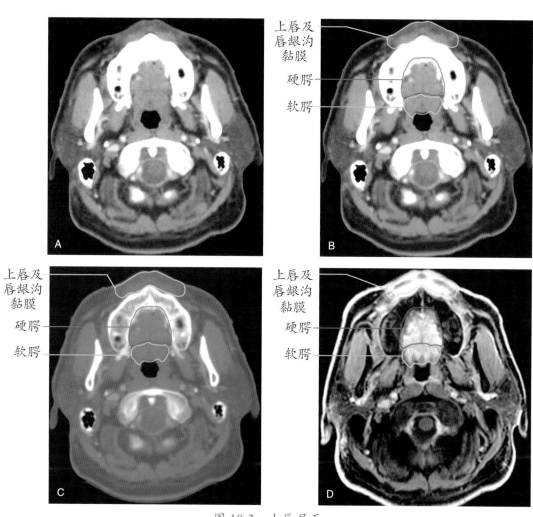

图 10-3　上唇层面

A. 勾画前 CT 软组织窗图像；B. 勾画后 CT 软组织窗图像；C. 勾画后 CT 骨窗图像；D. 勾画后 MRI T₁ 增强图像。

该层面中口腔黏膜包括硬、软腭黏膜、上唇及唇龈沟黏膜，于软组织窗勾画。

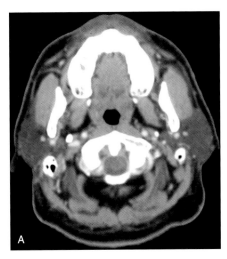

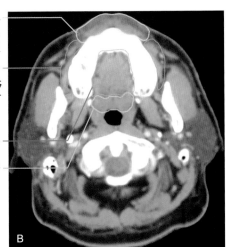

上唇及唇龈沟、上牙龈黏膜

颊黏膜、颊龈沟黏膜、上牙龈黏膜

舌

软腭

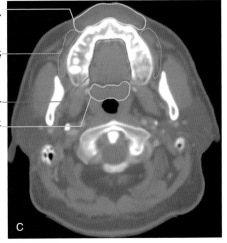

上唇及唇龈沟、上牙龈黏膜

颊黏膜、颊龈沟黏膜、上牙龈黏膜

舌

软腭

图 10-4 软腭层面

A. 勾画前 CT 软组织窗图像；B. 勾画后 CT 软组织窗图像；C. CT 骨窗勾画后图像；D. 勾画后 MRI T_1 增强图像。

该层面中口腔黏膜包括上唇、唇龈沟、上牙龈黏膜、双侧颊黏膜及颊龈沟黏膜、舌、软腭。

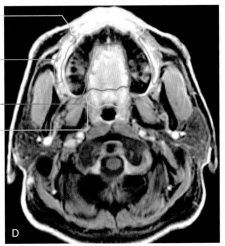

上唇及唇龈沟、上牙龈黏膜

颊黏膜、颊龈沟黏膜、上牙龈黏膜

舌

软腭

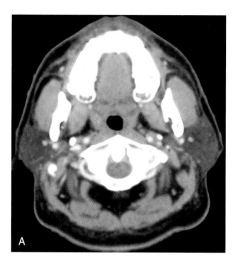

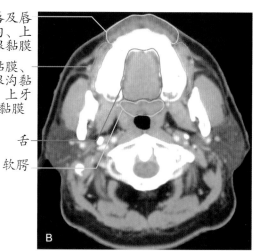

上唇及唇龈沟、上牙龈黏膜

颊黏膜、颊龈沟黏膜、上牙龈黏膜

舌

软腭

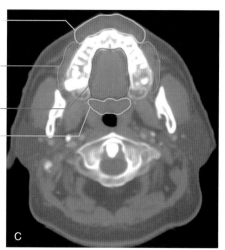

唇及唇龈沟、牙龈黏膜

颊黏膜、颊龈沟黏膜、牙龈黏膜

舌

软腭

图 10-5 舌层面

A. 勾画前 CT 软组织窗图像；B. 勾画后 CT 软组织窗图像；C. 勾画后 CT 骨窗图像；D. 勾画后 MRI T_1 增强图像。

该层面中口腔黏膜包括上唇、唇龈沟、上牙龈黏膜、双侧颊黏膜及颊龈沟黏膜、舌、软腭。

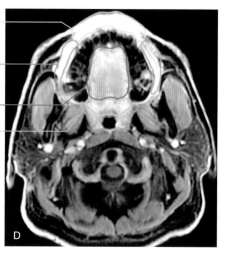

唇及唇龈沟、牙龈黏膜

颊黏膜、颊龈沟黏膜、牙龈黏膜

舌

软腭

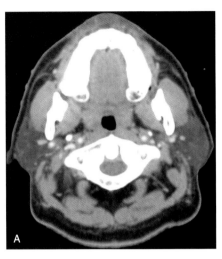

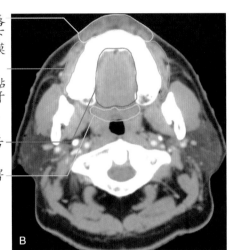

下唇及唇龈沟、下牙龈黏膜

颊黏膜、颊龈沟黏膜、下牙龈黏膜

舌

软腭

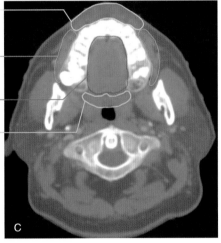

下唇及唇龈沟、下牙龈黏膜

颊黏膜、颊龈沟黏膜、下牙龈黏膜

舌

软腭

图 10-6　舌层面

A. 勾画前 CT 软组织窗图像；B. 勾画后 CT 软组织窗图像；C. 勾画后 CT 骨窗图像；D. 勾画后 MRI T_1 增强图像。

该层面中口腔黏膜包括下唇、唇龈沟、下牙龈黏膜、双侧颊黏膜及颊龈沟黏膜、舌、软腭。

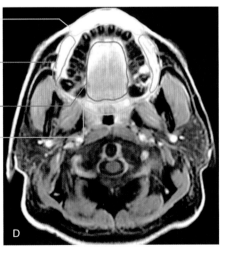

下唇及唇龈沟、下牙龈黏膜

颊黏膜、颊龈沟黏膜、下牙龈黏膜

舌

软腭

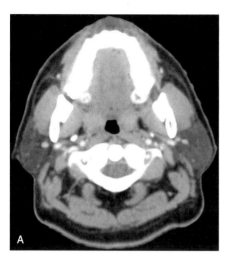

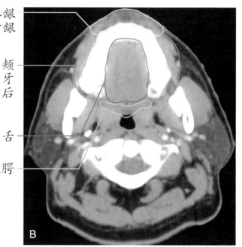

下唇及唇龈
沟、下牙龈
黏膜

颊黏膜、颊
龈沟、下牙
龈及磨牙后
区黏膜

舌

软腭

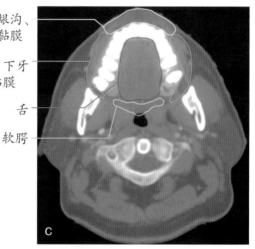

下唇及唇龈沟、
下牙龈黏膜

颊黏膜、颊龈沟、下牙
龈及磨牙后区黏膜

舌

软腭

图 10-7　下唇层面

A. 勾画前 CT 软组织窗图像；B. 勾画后 CT 软组织窗图像；C. 勾画后 CT 骨窗图像；D. 勾画后 MRI T$_1$ 增强图像。

该层面中口腔黏膜包括下唇、唇龈沟、下牙龈黏膜、双侧颊黏膜、颊龈沟黏膜、磨牙后区（磨牙后三角）舌、软腭。

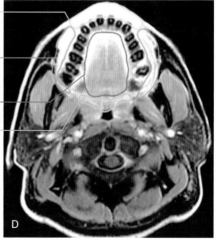

下唇及唇龈沟、
下牙龈黏膜

颊黏膜、颊龈沟、下
牙龈及磨牙后区黏膜

舌

软腭

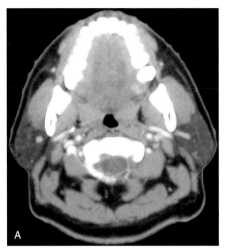

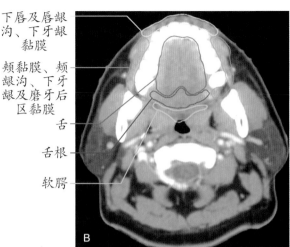

下唇及唇龈沟、下牙龈黏膜

颊黏膜、颊龈沟、下牙龈及磨牙后区黏膜

舌

舌根

软腭

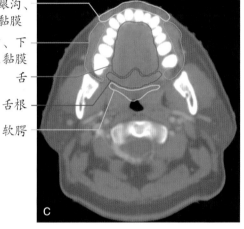

下唇及唇龈沟、下牙龈黏膜

颊黏膜、颊龈沟、下牙龈及磨牙后区黏膜

舌

舌根

软腭

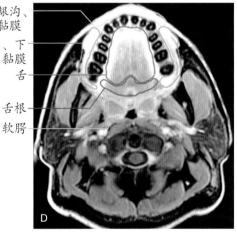

下唇及唇龈沟、下牙龈黏膜

颊黏膜、颊龈沟、下牙龈及磨牙后区黏膜

舌

舌根

软腭

图 10-8 舌根层面

A. 勾画前 CT 软组织窗图像；B. 勾画后 CT 软组织窗图像；C. 勾画后 CT 骨窗图像；D. 勾画后 MRI T_1 增强图像。

该层面中口腔黏膜包括下唇、唇龈沟、下牙龈黏膜、双侧颊黏膜、颊龈沟黏膜、磨牙后区（磨牙后三角）舌、舌根、软腭。

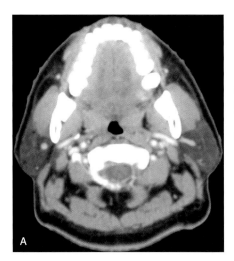

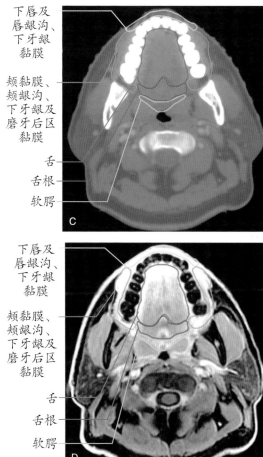

下唇及
唇龈沟、
下牙龈
黏膜

颊黏膜、
颊龈沟、
下牙龈及
磨牙后区
黏膜

舌

舌根

软腭

图 10-9　磨牙后区层面

A. 勾画前 CT 软组织窗图像；B. 勾画后 CT 软组织窗图像；C. 勾画后 CT 骨窗图像；D. 勾画后 MRI T₁ 增强图像。

该层面中口腔黏膜包括下唇、唇龈沟、下牙龈黏膜、双侧颊黏膜、颊龈沟黏膜、磨牙后区（磨牙后三角）舌、舌根、软腭。

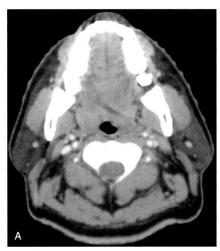
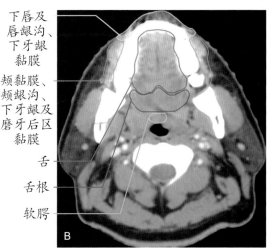

下唇及唇龈沟、下牙龈黏膜

颊黏膜、颊龈沟、下牙龈及磨牙后区黏膜

舌

舌根

软腭

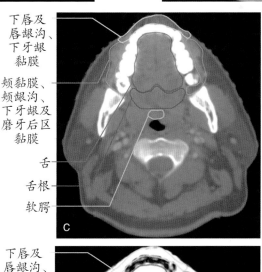

下唇及唇龈沟、下牙龈黏膜

颊黏膜、颊龈沟、下牙龈及磨牙后区黏膜

舌

舌根

软腭

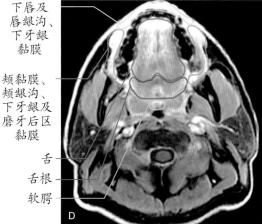

下唇及唇龈沟、下牙龈黏膜

颊黏膜、颊龈沟、下牙龈及磨牙后区黏膜

舌

舌根

软腭

图 10-10　舌根层面

A. 勾画前 CT 软组织窗图像；B. 勾画后 CT 软组织窗图像；C. 勾画后 CT 骨窗图像；D. 勾画后 MRI T_1 增强图像。

该层面中口腔黏膜包括下唇、唇龈沟、下牙龈黏膜、双侧颊黏膜、颊龈沟黏膜、磨牙后区（磨牙后三角）舌、舌根、软腭。

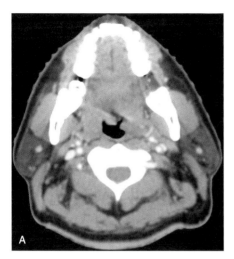
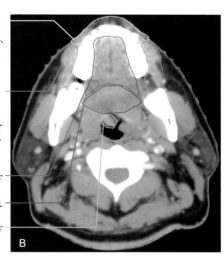
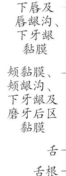
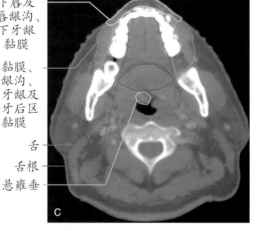
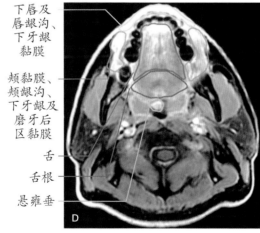

图 10-11　悬雍垂层面

A. 勾画前 CT 软组织窗图像；B. 勾画后 CT 软组织窗图像；C. 勾画后 CT 骨窗图像；D. 勾画后 MRI T_1 增强图像。

该层面中口腔黏膜包括下唇、唇龈沟、下牙龈黏膜、双侧颊黏膜、颊龈沟黏膜、磨牙后区（磨牙后三角）舌、舌根、悬雍垂。

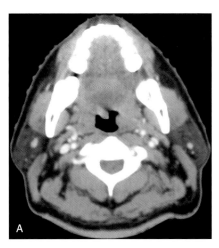

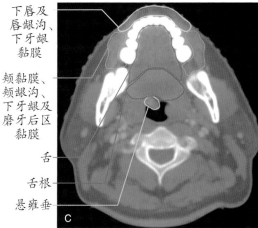

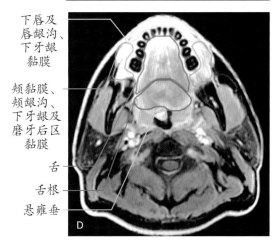

图 10-12　下牙层面

A. 勾画前 CT 软组织窗图像；B. 勾画后 CT 软组织窗图像；C. 勾画后 CT 骨窗图像；D. 勾画后 MRI T_1 增强图像。

该层面中口腔黏膜包括下唇、唇龈沟、下牙龈黏膜、双侧颊黏膜、颊龈沟黏膜、磨牙后区（磨牙后三角）、舌、舌根、悬雍垂。

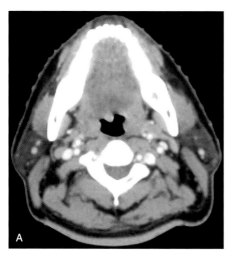

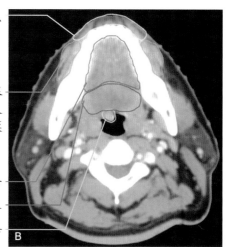

下唇及唇龈沟、
下牙龈黏膜

颊黏膜、颊龈
沟、下牙龈及
磨牙后区黏膜

舌

舌根

悬雍垂

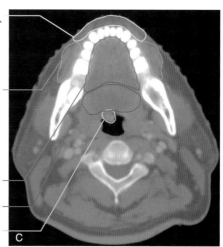
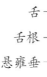

下唇及唇龈沟、
下牙龈黏膜

颊黏膜、颊龈
沟、下牙龈及
磨牙后区黏膜

舌

舌根

悬雍垂

图 10-13　舌根层面

A. 勾画前 CT 软组织窗图像；B. 勾画
后 CT 软组织窗图像；C. 勾画后 CT
骨窗图像；D. 勾画后 MRI T$_1$ 增强
图像。

该层面中口腔黏膜包括下唇、唇龈
沟、下牙龈黏膜、双侧颊黏膜、颊龈沟
黏膜、磨牙后区（磨牙后三角）、舌、舌
根、悬雍垂。

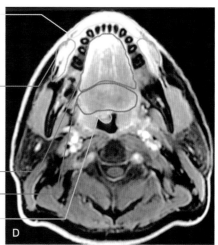

下唇及
唇龈沟、
下牙龈
黏膜

颊黏膜、
颊龈沟、
下牙龈及
磨牙后区
黏膜

舌

舌根

悬雍垂

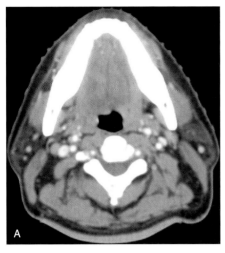

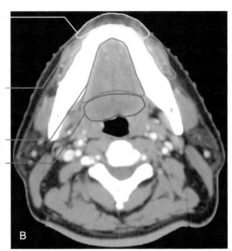

下唇、唇龈沟及下牙龈黏膜

颊黏膜、颊龈沟黏膜

口底

舌根

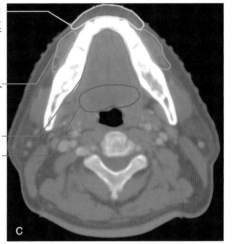

下唇、唇龈沟及下牙龈黏膜

颊黏膜、颊龈沟黏膜

口底

舌根

图 10-14　口底层面

A. 勾画前 CT 软组织窗图像；B. 勾画后 CT 软组织窗图像；C. 勾画后 CT 骨窗图像；D. 勾画后 MRI T_1 增强图像。该层面中口腔黏膜包括下唇、唇龈沟、下牙龈黏膜、双侧颊黏膜、颊龈沟黏膜、磨牙后区（磨牙后三角）、舌根、口底。

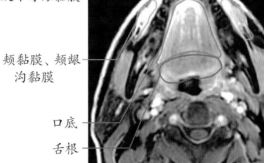

下唇、唇龈沟及下牙龈黏膜

颊黏膜、颊龈沟黏膜

口底

舌根

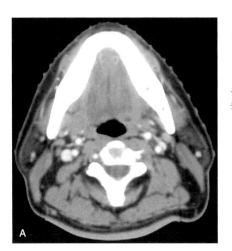

下唇龈
沟黏膜

颊黏膜、
颊龈沟
黏膜

口底

舌根

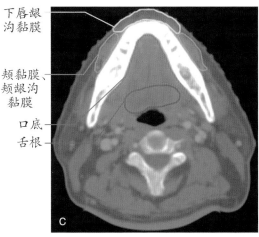

下唇龈
沟黏膜

颊黏膜、
颊龈沟
黏膜

口底
舌根

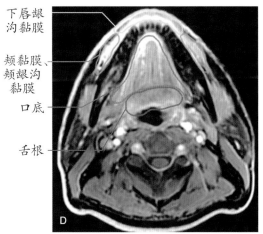

下唇龈
沟黏膜

颊黏膜、
颊龈沟
黏膜

口底

舌根

图 10-15　口底层面

A. 勾画前 CT 软组织窗图像；B. 勾画后 CT 软组织窗图像；C. 勾画后
CT 骨窗图像；D. 勾画后 MRI T₁ 增强图像。

该层面中口腔黏膜包括下唇、唇龈沟、下牙龈黏膜、双侧颊黏膜、颊龈
沟黏膜、磨牙后区（磨牙后三角）、舌根、口底。

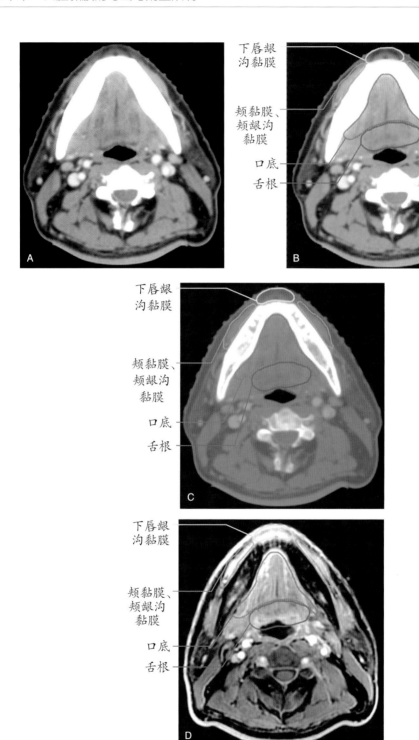

图 10-16　口底层面

A. 勾画前 CT 软组织窗图像；B. 勾画后 CT 软组织窗图像；C. 勾画后
CT 骨窗图像；D. 勾画后 MRI T_1 增强图像。

该层面中口腔黏膜包括下唇、唇龈沟、下牙龈黏膜、双侧颊黏膜、颊龈
沟黏膜、磨牙后区（磨牙后三角）、舌根、口底。

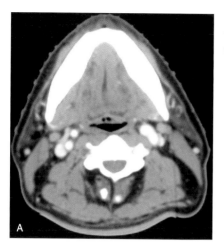
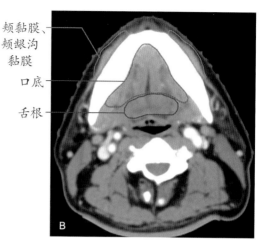

颊黏膜、
颊龈沟
黏膜

口底

舌根

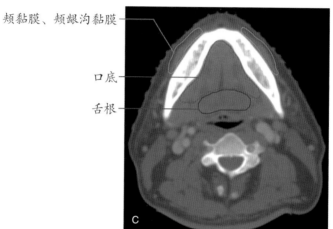

颊黏膜、颊龈沟黏膜

口底

舌根

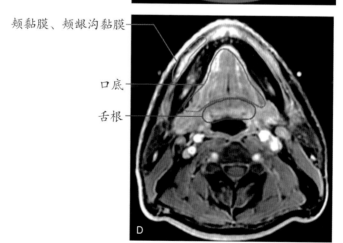

颊黏膜、颊龈沟黏膜

口底

舌根

图 10-17　口底层面

A. 勾画前 CT 软组织窗图像；B. 勾画后 CT 软组织窗图像；C. 勾画后 CT 骨窗图像；D. 勾画后 MRI T_1 增强图像。

该层面中口腔黏膜包括下唇、唇龈沟、下牙龈黏膜、双侧颊黏膜、颊龈沟黏膜、磨牙后区（磨牙后三角）、舌根、口底。

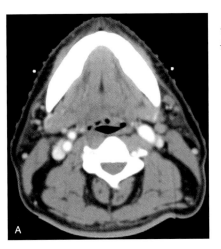
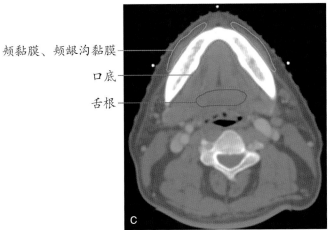

颊黏膜、
颊龈沟
黏膜

口底

舌根

颊黏膜、颊龈沟黏膜

口底

舌根

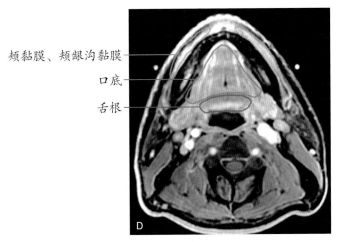

颊黏膜、颊龈沟黏膜

口底

舌根

图 10-18 口底层面

A.勾画前 CT 软组织窗图像；B.勾画后 CT 软组织窗图像；C.勾画后
CT 骨窗图像；D.勾画后 MRI T₁ 增强图像。

该层面中口腔黏膜包括下唇、唇龈沟、下牙龈黏膜、双侧颊黏膜、颊龈
沟黏膜、磨牙后区（磨牙后三角）、舌根、口底。

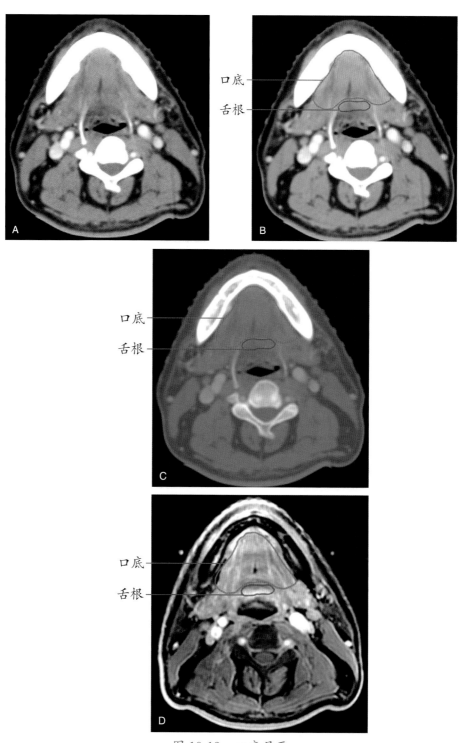

图 10-19 口底层面

A. 勾画前 CT 软组织窗图像；B. 勾画后 CT 软组织窗图像；C. 勾画后 CT 骨窗图像；D. 勾画后 MRI T_1 增强图像。

该层面中口腔黏膜包括下唇、唇龈沟、下牙龈黏膜、双侧颊黏膜、颊龈沟黏膜、磨牙后区（磨牙后三角）、舌根、口底。

第三节 剂量限制的临床研究进展

在头颈部肿瘤放射治疗过程中,过高的口腔剂量可能会导致严重的黏膜炎,影响患者进食,致使患者营养状况下降,甚至导致治疗中断或无法完成治疗。研究报道,除放射治疗外,化疗也是引起急性口腔黏膜炎的危险因素。Mazzola 等研究显示,≥2 级口腔黏膜炎症与化疗、口腔黏膜平均照射剂量≥50Gy、D_{max}≥65Gy,V_{45}>40%,V_{50}>30%,V_{55}>20% 显著相关。Sanguineti 等发现同步放化疗导致的 3 级黏膜炎是单纯放疗的近 4 倍,相当于在 7 周的放疗过程中,使 21cm^3 的口腔黏膜增加了 6.2Gy 额外的照射剂量。(表 10-1)

表 10-1 口腔黏膜剂量限制研究汇总

研究项目	研究类型	放射治疗	限制剂量	最大可接受剂量
RTOG 0225	Ⅱ期研究	SIB-IMRT 常规分割	舌体 D_{max}<55Gy 或>65Gy 的体积≤1%	–
RTOG 0615	Ⅱ期研究	SIB-IMRT 常规分割	D_{mean} <40Gy	–
DAHANCA	指南	–	D_{mean} ≤30Gy	–
国际指南	指南	–	D_{mean} ≤40Gy	D_{mean} ≤50Gy

参考文献

[1] Hoebers F, Yu E, Eisbruch A, et al. A pragmatic contouring guideline for salivary gland structures in head and neck radiation oncology. Am J Clin Oncol, 2013, 36: 70-76.

[2] Charlotte L B, Roel J H M Steenbakkers, Bourhis Jean, et al. CT-based delineation of organs at risk in the head and neck region: DAHANCA, EORTC, GORTEC, HKNPCSG, NCIC CTG, NCRI, NRG Oncology and trog consensuss guidelines. Radiotherapy and Oncology, 2015 (117): 83-90.

[3] Mazzola R, Ricchetti F, Fersino S, et al. Predictors of mucositis in oropharyngeal and oral cavity cancer in patients treated with volumetric modulated radiation treatment: A dose-volume analysis. Head Neck, 2016, 38 Suppl 1: E815-E819.

[4] Sanguineti G, Sormani MP, Marur S, et al. Effect of radiotherapy and chemotherapy on the risk of mucositis during intensity-modulated radiation therapy for oropharyngeal cancer. Int J Radiat Oncol Biol Phys, 2012, 83: 235-242.

[5] Lee N, Harris J, Garden AS, et al. Intensity-modulated radiation therapy with or without chemotherapy for nasopharyngeal carcinoma: radiation therapy oncology group phase Ⅱ trial

0225. J Clin Oncol, 2009, 27 (22): 3684-3690.

[6] Lee NY, Zhang Q, Pfister DG, et al. Addition of bevacizumab to standard chemoradiation for locoregionally advanced nasopharyngeal carcinoma (RTOG 0615): a phase 2 multi-institutional trial. Lancet Oncol, 2012, 13 (2): 172-180.

[7] Grégoire V, Ang K, Budach W, et al. Delineation of the neck node levels for head and neck tumors: a 2013 update. DAHANCA, EORTC, HKNPCSG, NCIC CTG, NCRI, RTOG, TROG consensus guidelines. Radiother Oncol, 2014, 110 (1): 172-181.

[8] Lee AW, Ng WT, Pan JJ, et al. International Guideline on Dose Prioritization and Acceptance Criteria in Radiation Therapy Planning for Nasopharyngeal Carcinoma. Int J Radiat Oncol Biol Phys, 2019, 105 (3): 567-580.

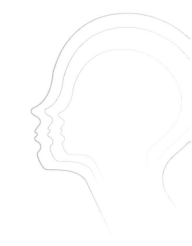

第十一章

咽喉的勾画与
剂量限制

第一节　解　剖

咽喉指喉和与之相连的喉咽（下咽）。

喉是由会厌软骨、甲状软骨、环状软骨等软骨为支架，覆以肌肉和黏膜围成的腔性器官，喉分为声门上区、声门区、声门下区。

1. 声门上区　指声带以上的喉部，按照国际抗癌联盟（The Union for International Cancer Control, UICC）标准，声门上区具体包括以下亚区：舌骨上会厌（包括会厌尖、会厌舌面、会厌喉面）、杓会厌皱襞喉侧缘、杓状软骨部、舌骨下会厌、假声带（室带）。

2. 声门区　包括声带，前、后联合及声带游离缘下 0.5cm 范围内的区域。

3. 声门下区　声带游离缘下 0.5cm 范围以下至环状软骨下缘。

喉咽（下咽）是口咽的延续部分，位于喉的后方及两侧，始于咽会厌皱襞，终于环状软骨下缘，并与颈段食管入口相连，相当于第 3~6 颈椎水平。下咽在临床上分为 3 个亚区：梨状窝、环后区和咽后壁。

第二节　勾　画　图　谱

勾画要点：

1. 在增强定位 CT 图像上勾画，建议最大扫描层厚为 3mm。勾画过程中结合 CT 软组织窗及骨窗的清晰度适时调整合适的窗宽、窗位。喉勾画时选择 CT 软组织窗。要明确喉的解剖，上界：会厌上缘；下界：环状软骨下缘；前界：舌骨、甲状软骨；后界：杓状软骨后缘。

2. 有条件的单位，与定位 CT 相同体位，行 MRI 增强融合定位，用以验证勾画的准确性。

　　图 11-1~ 图 11-19 以 CT 图像为基础,分别在 CT 软组织窗及骨窗上勾画咽喉结构,红色线勾画喉结构,绿色线勾画喉咽(下咽)结构。

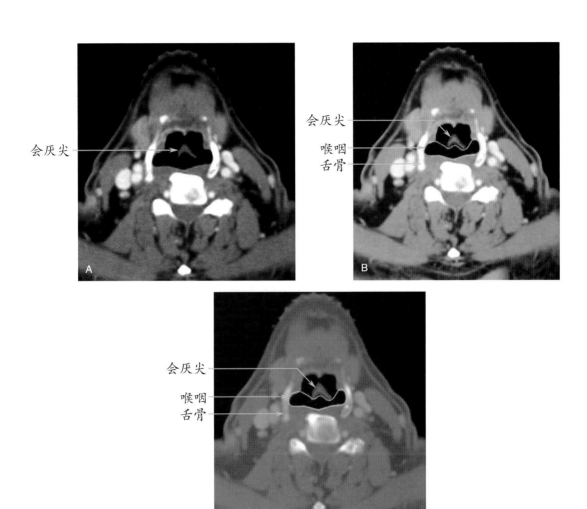

图 11-1　会厌尖层面

A. 勾画前 CT 软组织窗图像;B. 勾画后 CT 软组织窗图像;C. 勾画后 CT 骨窗图像。
经会厌尖层面,图像中央出现的软组织为会厌尖,此层面为喉和下咽的上界。

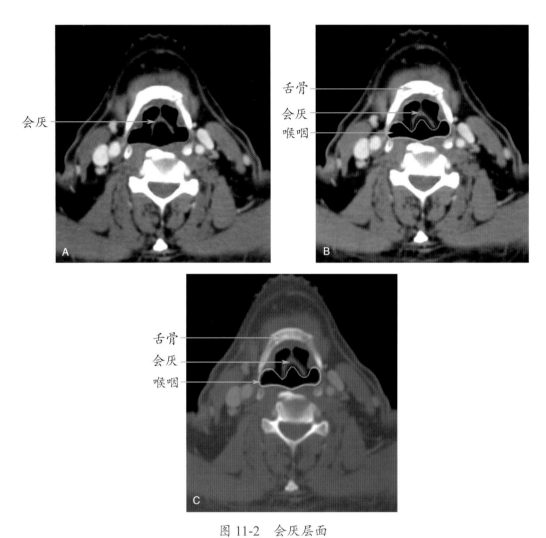

图 11-2　会厌层面

A. 勾画前 CT 软组织窗图像；B. 勾画后 CT 软组织窗图像；C. 勾画后 CT 骨窗图像。
经会厌层面，图像中倒置的"V"形高密度结构为舌骨，它所包绕的结构即喉咽。

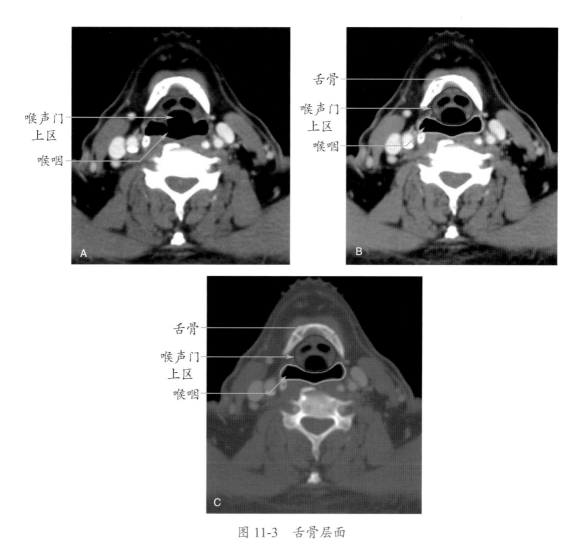

图 11-3　舌骨层面

A.勾画前 CT 软组织窗图像；B.勾画后 CT 软组织窗图像；C.勾画后 CT 骨窗图像。
经会厌谷层面,在此层面中仍能看到倒置的"V"形舌骨,此层面喉包括:舌骨上会厌杓会厌
皱襞喉侧缘、会厌谷。

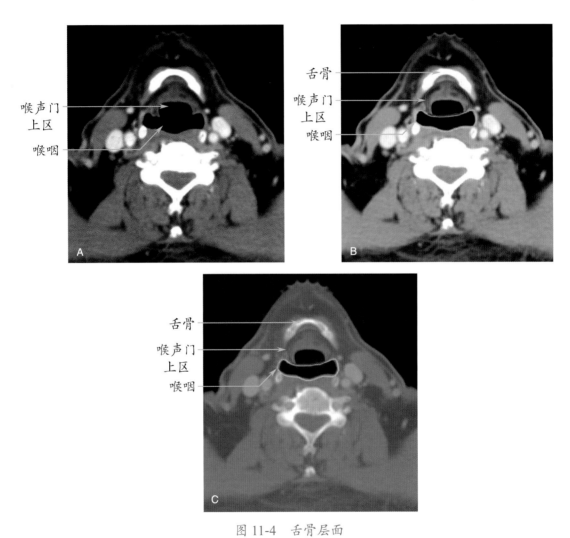

图 11-4　舌骨层面

A. 勾画前 CT 软组织窗图像；B. 勾画后 CT 软组织窗图像；C. 勾画后 CT 骨窗图像。

在此层面中仍可见倒置的"V"形舌骨下缘，此层面喉包括：舌骨上会厌、杓会厌皱襞喉侧缘。

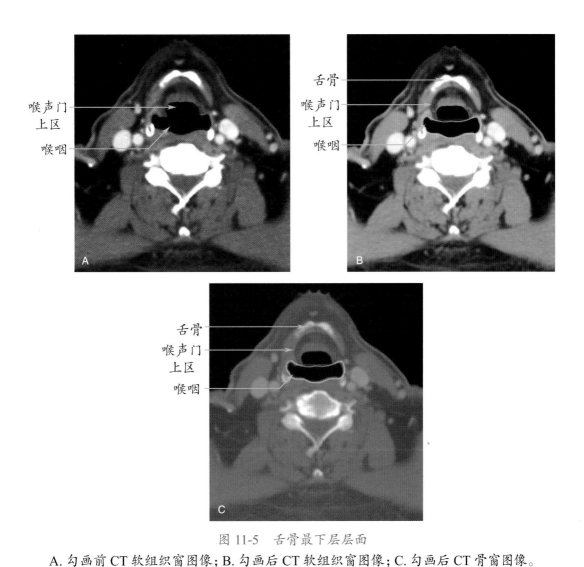

图 11-5 舌骨最下层层面

A. 勾画前 CT 软组织窗图像；B. 勾画后 CT 软组织窗图像；C. 勾画后 CT 骨窗图像。

在此层面中仍可见倒置的"V"形舌骨下缘，此层面喉包括：舌骨上会厌、杓会厌皱襞喉侧缘。

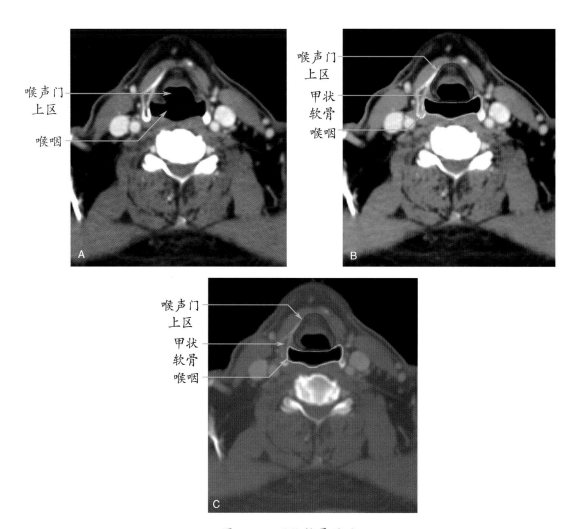

图 11-6　甲状软骨层面

A. 勾画前 CT 软组织窗图像；B. 勾画后 CT 软组织窗图像；C. 勾画后 CT 骨窗图像。

经甲状软骨上缘层面，CT 软组织窗未勾画前图像中可以看出右侧"<"形的甲状软骨，此层面喉包括：舌骨下会厌、杓会厌皱襞喉侧缘。

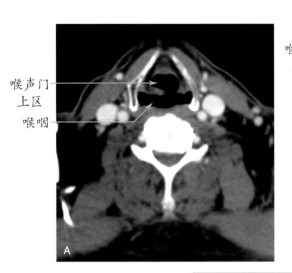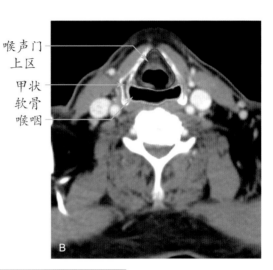

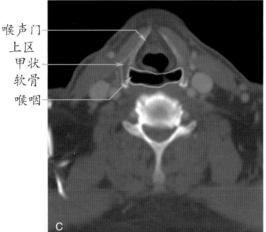

图 11-7　甲状软骨层面

A.勾画前 CT 软组织窗图像；B.勾画后 CT 软组织窗图像；C.勾画后 CT 骨窗图像。

经甲状软骨层面,在此层面中可见两侧"<>"形的甲状软骨,中间所包绕的结构即为喉和下咽,此层面喉包括:舌骨下会厌、杓会厌皱襞喉侧缘。

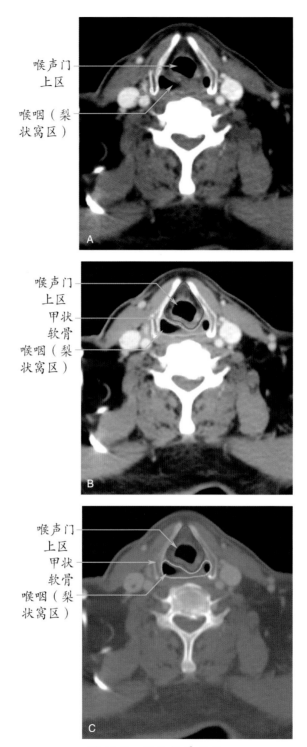

图 11-8　甲状软骨层面

A. 勾画前 CT 软组织窗图像；B. 勾画后 CT 软组织窗图像；C. 勾画后 CT 骨窗图像。
经甲状软骨层面可见两侧"＜＞"形的甲状软骨，中间所包绕的结构即为喉和下
咽，此层面喉包括：舌骨下会厌、杓会厌皱襞喉侧缘。

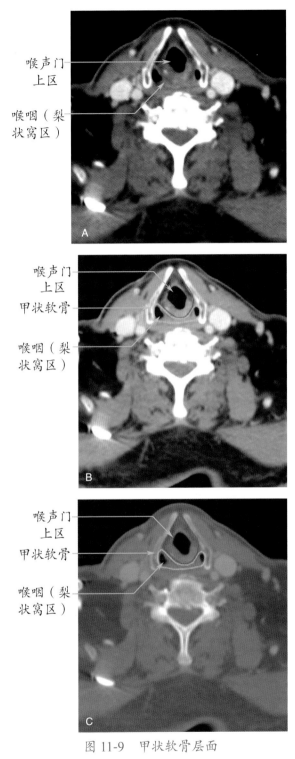

图 11-9　甲状软骨层面

A. 勾画前 CT 软组织窗图像；B. 勾画后 CT 软组织窗图像；C. 勾画后 CT 骨窗图像。

经甲状软骨层面可见两侧"<>"形的甲状软骨，中间所包绕的结构即为喉和下咽，此层面喉包括：舌骨下会厌、杓会厌皱襞喉侧缘、杓状软骨部。

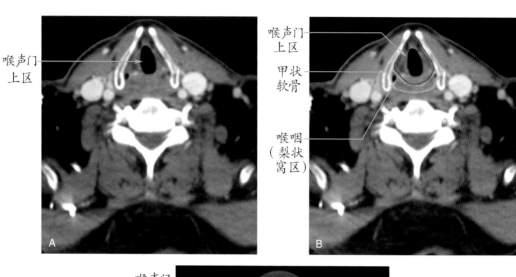

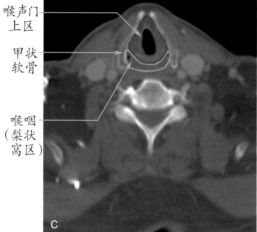

图 11-10 甲状软骨层面

A. 勾画前 CT 软组织窗图像;B. 勾画后 CT 软组织窗图像;C. 勾画后 CT 骨窗图像。
经甲状软骨层面可见两侧"<>"形的甲状软骨,中间所包绕的结构即为喉和下咽,此层面喉
包括:舌骨下会厌、杓会厌皱襞喉侧缘、杓状软骨部。

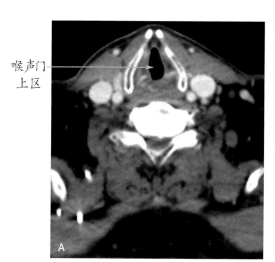
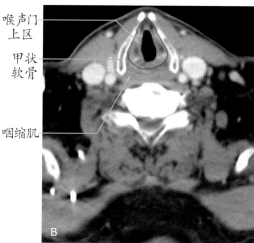
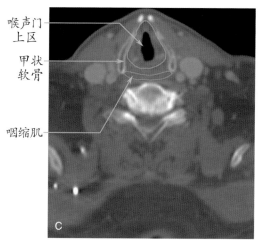

图 11-11　甲状软骨层面

　　A. 勾画前 CT 软组织窗图像；B. 勾画后 CT 软组织窗图像；C. 勾画后 CT 骨窗图像。
经甲状软骨层面可见两侧"<>"形的甲状软骨，中间所包绕的结构即为喉和下咽，此层面喉
包括：舌骨下会厌、杓会厌皱襞喉侧缘、杓状软骨部、室带。咽缩肌为下咽的后壁。

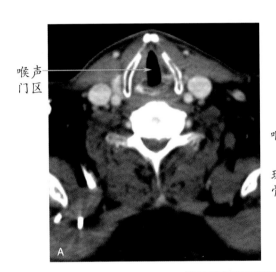

图 11-12　声门层面

A. 勾画前 CT 软组织窗图像；B. 勾画后 CT 软组织窗图像；C. 勾画后 CT 骨窗图像。
经甲状软骨层面喉声门区包括声带，前、后联合，咽缩肌为下咽的后壁。

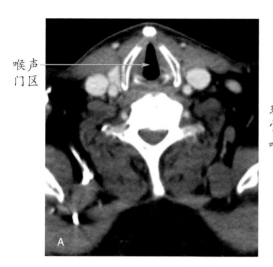

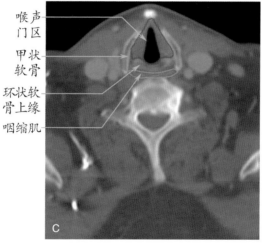

图 11-13 声门层面

A. 勾画前 CT 软组织窗图像; B. 勾画后 CT 软组织窗图像; C. 勾画后 CT 骨窗图像。经环状软骨上缘层面包括前、后联合及声带游离缘下 0.5cm 范围内的区域,咽缩肌为下咽的后壁。

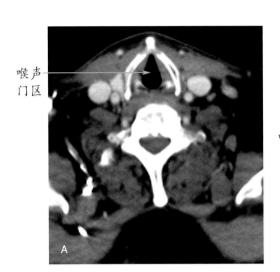

喉声门区

喉声门区

甲状软骨

咽缩肌

环状软骨

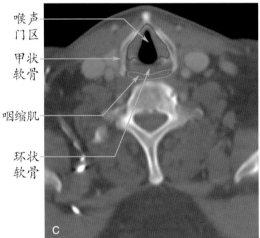

喉声门区

甲状软骨

咽缩肌

环状软骨

图 11-14　声门层面

A. 勾画前 CT 软组织窗图像；B. 勾画后 CT 软组织窗图像；C. 勾画后 CT 骨窗图像。

经环状软骨上缘层面喉声门区包括前、后联合及声带游离缘下 0.5cm 范围内的区域,咽缩肌为下咽的后壁。

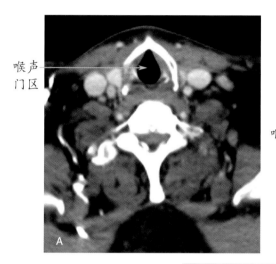

喉声
门区

甲状
软骨

喉声
门区

环状
软骨

咽缩肌

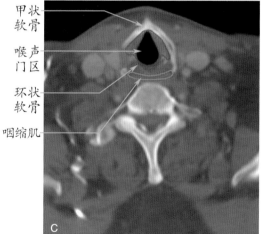

甲状
软骨

喉声
门区

环状
软骨

咽缩肌

图 11-15　甲状软骨层面

A. 勾画前 CT 软组织窗图像；B. 勾画后 CT 软组织窗图像；C. 勾画后 CT 骨窗图像。
经环状软骨上缘层面喉声门区包括前、后联合及声带游离缘下 0.5cm 范围内的区域,咽缩肌
为下咽的后壁。

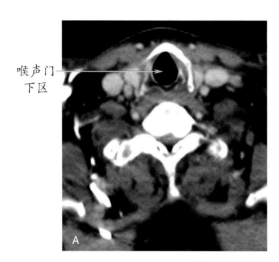

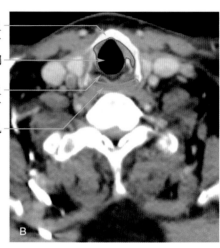

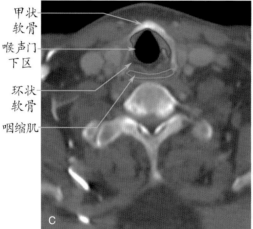

图 11-16 环状软骨层面

A. 勾画前 CT 软组织窗图像; B. 勾画后 CT 软组织窗图像; C. 勾画后 CT 骨窗图像。
经环状软骨层面,甲状软骨逐渐消失,环状软骨出现,两者包绕的空腔为喉声门下腔。

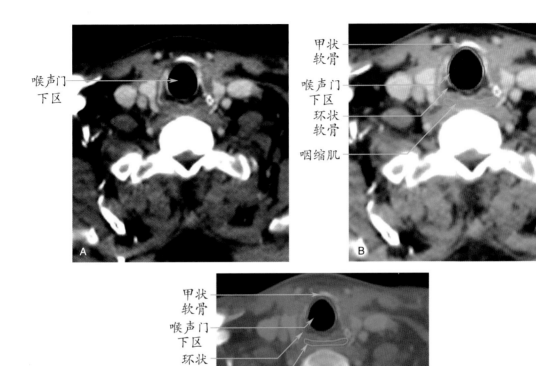

图 11-17　环状软骨层面

A. 勾画前 CT 软组织窗图像；B. 勾画后 CT 软组织窗图像；C. 勾画后 CT 骨窗图像。

经环状软骨层面，甲状软骨逐渐消失，环状软骨包绕的空腔为喉声门下腔。

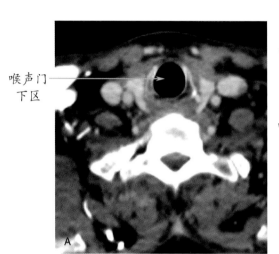

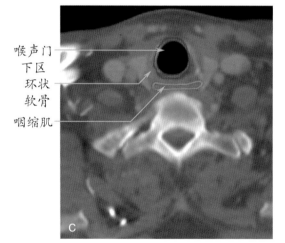

图 11-18　环状软骨层面

A. 勾画前 CT 软组织窗图像；B. 勾画后 CT 软组织窗图像；C. 勾画后 CT 骨窗图像。

经环状软骨层面，甲状软骨消失，环状软骨包绕的空腔为喉声门下腔。

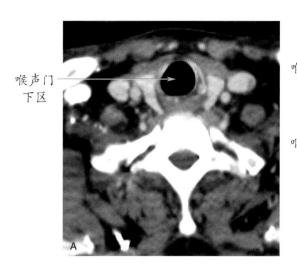

喉声门
下区

喉声门
下区

环状
软骨

咽缩肌

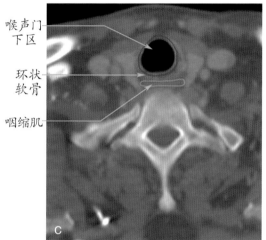

喉声门
下区

环状
软骨

咽缩肌

图 11-19　环状软骨最下层层面

A. 勾画前 CT 软组织窗图像；B. 勾画后 CT 软组织窗图像；C. 勾画后 CT 骨窗图像。
经环状软骨层面，环状软骨下缘即喉和下咽的最下界。

第三节　剂量限制的临床研究进展

一项研究显示，当喉部不作为肿瘤靶区时，与治疗前相比，喉声门平均受照射剂量分别为 ≤20Gy、>20~30Gy、>30~40Gy、>40~50Gy 及 >50Gy 时，治疗 12个月后声音质量下降的发生率分别为 10%、32%、25%、30% 和 63%。另一项关于头颈部肿瘤放疗后亚急性期及晚期喉头水肿的研究建议喉受照射剂量小于30~35Gy 以减少喉水肿的发生风险。(表 11-1)

表 11-1　咽喉剂量限制研究汇总

研究项目	研究类型	放射治疗	限制剂量	最大可接受剂量
RTOG 0225，RTOG 0615	Ⅱ期研究	SIB-IMRT 常规分割	$D_{mean}<45Gy$	–
AIRO	指南	–	声门上喉：$D_{max}<66Gy$ 全喉：$D_{max}<50Gy$ 或 V_{50} ≤25%	–
国际指南	指南	–	$D_{mean}<35Gy$	–

参考文献

［1］ Vainshtein JM, Griffith KA, Feng FY, et al. Patient-reported voice and speech outcomes after whole-neck intensity modulated radiation therapy and chemotherapy for oropharyngeal cancer: Prospective longitudinal study. Int J Radiat Oncol Biol Phys, 2014, 89: 973-980.

［2］ Rancati T, Fiorino C, Sanguineti G. NTCP modeling of subacute/late laryngeal edema scored by fiberoptic examination. Int J Radiat Oncol Biol Phys, 2009, 75: 915-923.

［3］ Lee N, Harris J, Garden AS, et al. Intensity-modulated radiation therapy with or without chemotherapy for nasopharyngeal carcinoma: radiation therapy oncology group phase Ⅱ trial 0225. J Clin Oncol, 2009, 27 (22): 3684-3690.

［4］ Lee NY, Zhang Q, Pfister DG, et al. Addition of bevacizumab to standard chemoradiation for locoregionally advanced nasopharyngeal carcinoma (RTOG 0615): a phase 2 multi-institutional trial. Lancet Oncol, 2012, 13 (2): 172-180.

［5］ Merlotti A, Alterio D, Vigna-Taglianti R, et al. Technical guidelines for head and neck cancer IMRT on behalf of the Italian association of radiation oncology-head and neck working group. Radiat Oncol, 2014, 9: 264.

［6］ Lee AW, Ng WT, Pan JJ, et al. International Guideline on Dose Prioritization and Acceptance Criteria in Radiation Therapy Planning for Nasopharyngeal Carcinoma. Int J Radiat Oncol Biol Phys, 2019, 105 (3): 567-580.

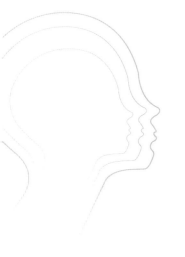

第十二章

甲状腺的勾画与
剂量限制

第一节　解剖与功能特点

　　甲状腺是成年人最大的内分泌腺,位于颈前部,棕红色,呈"H"形;由左右两叶、峡部及锥状叶组成。甲状腺左右叶呈锥体形(右叶稍大),贴于喉和气管的侧面,上端达甲状软骨的中部,下端抵第4气管软骨环,长约5cm,宽约2.4cm,其内侧面借外侧韧带附着于环状软骨,因此,在吞咽时,甲状腺可随喉上下移动。甲状腺峡部连接左右叶,位于第2~4气管软骨环前方,少数人的甲状腺峡部可缺如。60%以上的人自峡部向上伸出一个锥状叶。锥状叶长短不一,有的可达舌骨,它是甲状腺发育过程的残余。

　　甲状腺是人体中重要的内分泌腺体,有丰富的血液供应;由其分泌的甲状腺激素在人体的生长发育及物质代谢中起重要作用,并对人体各器官、各系统的功能均有影响。甲状腺激素的主要作用是促进机体新陈代谢,维持机体的正常生长发育,对于骨骼和神经系统的发育有较大的影响。甲状腺分泌功能低下时,机体的基础代谢率低,可出现黏液性水肿。

第二节　勾　画　图　谱

勾画要点:

1. 面膜固定,定位CT,常规大孔径CT扫描层厚3mm。

2. 选择软组织窗勾画,调整窗宽、窗位以更清晰地显示结构。

3. 甲状腺位于颈前,密度较高,但略低于骨组织密度。

图12-1~图12-9展示了从上到下顺序勾画的实例,紫色线勾画的是甲状腺结构。

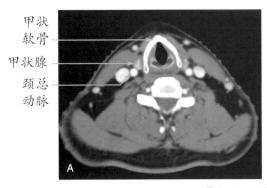
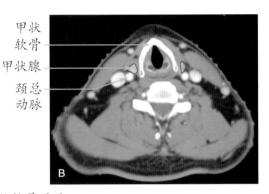

图 12-1 甲状软骨层面

A. 勾画前 CT 图像;B. 勾画后 CT 图像。

颈正中前方弧形高密度影为甲状软骨,在甲状软骨两侧,肌肉内侧及颈部血管前方的略高密度影为甲状腺。

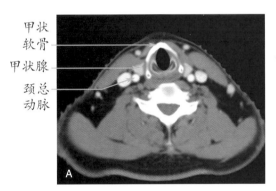
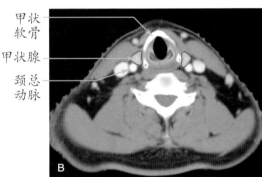

图 12-2 甲状软骨层面

A. 勾画前 CT 图像;B. 勾画后 CT 图像。

颈正中前方弧形高密度影为甲状软骨,在甲状软骨两侧,肌肉内侧及颈部血管前方的略高密度影为甲状腺。

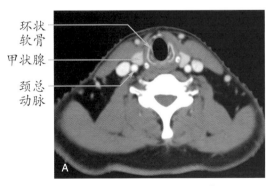
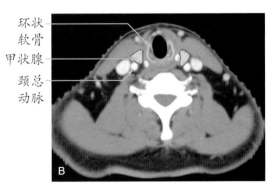

图 12-3 环状软骨层面

A. 勾画前 CT 图像;B. 勾画后 CT 图像。

颈正中前方近圆形含气管道为气管,周边高密度环形结构为环状软骨,甲状腺在环状软骨外侧,肌肉内后方和颈部血管前方,为略高密度影。

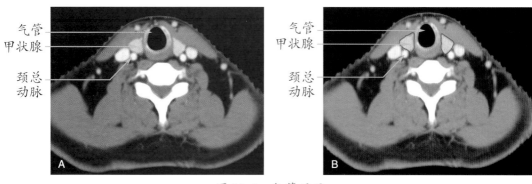

图 12-4　气管层面

A. 勾画前 CT 图像；B. 勾画后 CT 图像。

颈正中前方近圆形含气管道为气管，周边高密度环形结构为环状软骨，甲状腺在环状软骨外侧，肌肉内后方和颈部血管前方，为略高密度影。

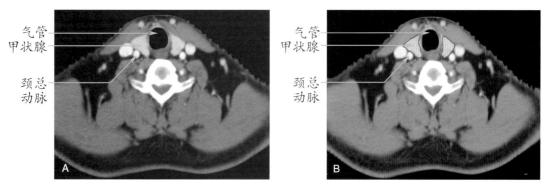

图 12-5　气管层面

A. 勾画前 CT 图像；B. 勾画后 CT 图像。

颈正中前方近圆形含气管道为气管，两侧锥形略高密度影为甲状腺，前外侧为肌肉组织，紧邻颈部血管。

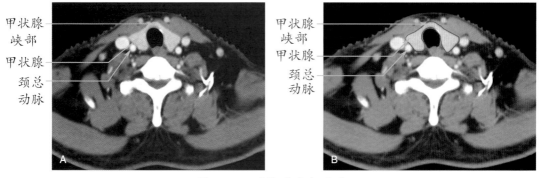

图 12-6　甲状腺峡部层面

A. 勾画前 CT 图像；B. 勾画后 CT 图像。

颈正中前方环绕气管周围略高密度影为甲状软骨，前外侧为肌肉组织，紧邻颈部血管，位于气管前方的一部分甲状腺为甲状腺峡部。

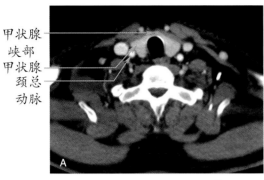
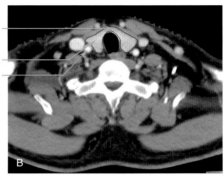

甲状腺
峡部
甲状腺
颈总
动脉

图 12-7　甲状腺层面

A. 勾画前 CT 图像；B. 勾画后 CT 图像。

颈正中前方环绕气管周围略高密度影为甲状软骨,前外侧为肌肉组织,紧邻颈部血管,位于气管前方的一部分甲状腺为甲状腺峡部。

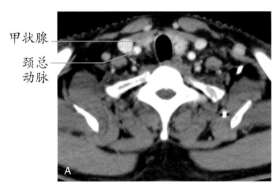
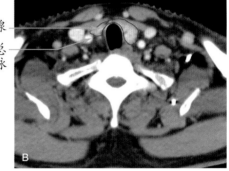

甲状腺
颈总
动脉

图 12-8　甲状腺下极层面

A. 勾画前 CT 图像；B. 勾画后 CT 图像。

颈正中前方环绕气管周围略高密度影为甲状软骨,前外侧为肌肉组织,紧邻颈部血管。

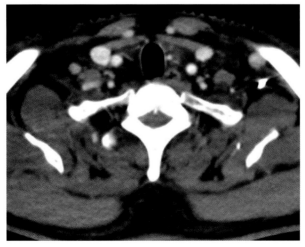

图 12-9　甲状腺消失层面

颈正中前方可见气管,周边略高密度影消失,未见甲状腺结构。

第三节　剂量限制的临床研究进展

甲状腺组织对放射线敏感,一定体积的甲状腺组织接受某一剂量的照射可能发生甲状腺功能减退。尽管目前针对头颈部肿瘤采用了 IMRT 计划,但是甲状腺功能减退的发病率依然可高达 40%。国内外研究显示,放射治疗后出现甲状腺功能减退可能与照射部位、照射剂量及甲状腺受照体积等有关。(表 12-1)

表 12-1　甲状腺剂量限制研究汇总

研究作者 / 项目	研究类型	放射治疗	限制目标	可接受目标
Cella	回顾性研究	三维放射治疗	$V_{30} < 62.5\%$	—
王冬青	回顾性研究	IMRT 常规分割	$V_{40} < 80\%$	—
Sommat	回顾性研究	IMRT 常规分割	$V_{40} < 85\%$	—
国际指南	指南	—	$V_{50} \leqslant 60\%$	$V_{60} \leqslant 10\text{cm}^3$

参考文献 ●

[1] Sachedv S, Refaat T, Bacchus ID, et al. Thyroid V_{50} highly predictive of hypothyroidism in head-and-neck cancer patients treated with intensity-modulated radiotherapy (IMRT). Am J Clin Oncol, 2017, 40: 413-417.

[2] Chyan A, Chen J, Shugard E, et al. Dosimetric predictors of hypothyroidism in oropharyngeal cancer patients treated with intensity-modulated radiation therapy. Radiat Oncol, 2014, 5 (9): 269.

[3] Cella L, Conson M, Caterino M, et al. Thyroid V_{30} predicts radiation-induced hypothyroidism in patients treated with sequential chemo-radiotherapy for Hodgkin's lymphoma. Int J Radiat Oncol Biol Phys, 2012, 82 (5): 1802-1808.

[4] 王冬青, 翟利民, 高敏, 等. 头颈部肿瘤调强放射治疗后甲状腺功能减退的临床参数和剂量影响因素. 中华放射医学与防护杂志, 2014, 34 (3): 201-205.

[5] Sommat K, Ong WS, Hussain A, et al. Thyroid V_{40} Predicts Primary Hypothyroidism After Intensity Modulated Radiation Therapy for Nasopharyngeal Carcinoma. Int J Radiat Oncol Biol Phys, 2017, 98 (3): 574-580.

[6] Lee AW, Ng WT, Pan JJ, et al. International Guideline on Dose Prioritization and Acceptance Criteria in Radiation Therapy Planning for Nasopharyngeal Carcinoma. Int J Radiat Oncol Biol Phys, 2019, 105 (3): 567-580.

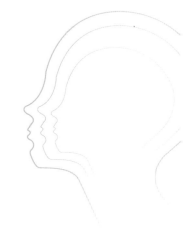

第十三章
咽缩肌的勾画与剂量限制

第一节 解剖与功能特点

咽缩肌包括上、中、下三部,呈叠瓦状排列,即咽下缩肌覆盖于咽中缩肌下部,咽中缩肌覆盖于咽上缩肌下部。咽缩肌由咽神经丛(由迷走神经咽支和舌咽神经咽支组成)支配,其中咽下缩肌还受迷走神经发出的喉外、喉返神经支配。当吞咽时,各咽缩肌自上而下依次收缩,即将食团推向食管。

1. **咽上缩肌** 起自翼内板后缘下翼内板钩突、翼下颌韧带(连于钩突与下颌小舌前方的下颌舌骨线之后段,又称颊咽肌缝)和下颌舌骨线后端、舌侧方,行向后上,止于咽缝(咽后壁正中的纤维缝)和枕骨基底部咽结关节表面的筋膜。

2. **咽中缩肌** 起自舌骨大角、舌骨小角、茎突舌骨韧带,覆盖咽上缩肌下部,止于咽缝。

3. **咽下缩肌** 起自甲状软骨的斜线和环状软骨外侧面,肌纤维由两侧绕向背侧,汇合于咽缝,其上部肌纤维斜向内上,覆盖咽中缩肌的下部。

第二节 勾 画 图 谱

勾画要点:

1. CT软组织窗勾画。

2. 咽上、中、下缩肌呈叠瓦状排列,勾画时不能完全分开。

3. 咽后壁处咽缩肌较薄,很难与前方的咽后壁黏膜分开,作为一体勾画。

图13-1~图13-21为从颅底到颈部咽缩肌的勾画示意图,黄色线勾画的是咽缩肌结构。

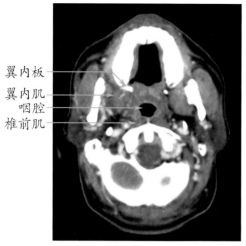

图 13-1 翼内板层面

以翼内板为解剖标志,咽上缩肌起自蝶骨翼突的翼内板、围绕咽腔,后方为椎前肌,外侧为翼内肌,两侧咽缩肌止于咽后部中缝。

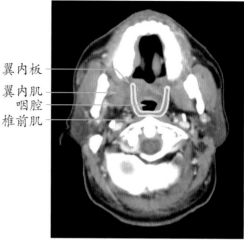

图 13-2 翼内板下缘层面

翼内板下缘为咽上缩肌起点,咽缩肌沿着正中咽部空腔两侧向后,两侧不超过咽旁血管间隙和翼内肌,行至椎前肌前方,两侧咽缩肌相连,均止于椎前正中的咽中缝。

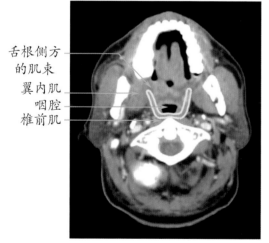

图 13-3 翼内肌层面

咽上缩肌前界在舌根侧方穿越颏舌肌的肌束,内界为咽腔,外界为翼内肌,后界为椎前肌,两侧咽缩肌止于咽后壁中缝。

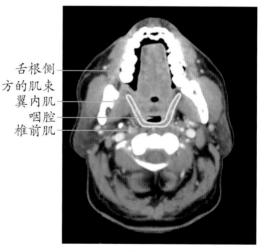

图 13-4 翼内肌层面

咽上缩肌前界在舌根侧方穿越颏舌肌的肌束,内界为咽腔,外界为翼内肌,后界为椎前肌,两侧咽缩肌止于咽后壁中缝。

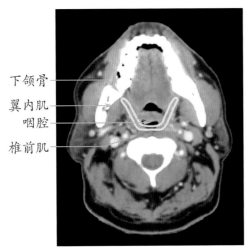

图 13-5　下颌骨层面

咽上缩肌前界达上颌骨后缘，内界为咽腔，外界为翼内肌，后界为椎前肌，两侧咽缩肌止于咽后壁中缝。

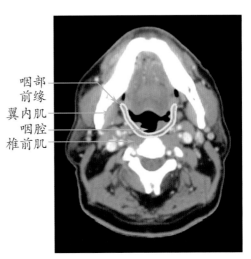

图 13-6　下颌骨层面

咽上缩肌前界为咽腔前缘，内界为咽腔，外界为翼内肌，后界为椎前肌，两侧咽缩肌止于咽后壁中缝。

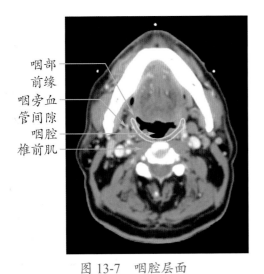

图 13-7　咽腔层面

咽上缩肌前界为咽腔前缘，内界为咽腔，外界为咽旁血管间隙，后界为椎前肌，两侧咽缩肌止于咽后壁中缝。

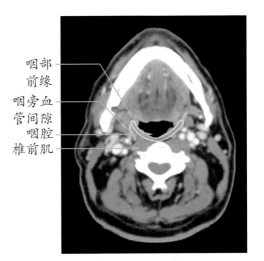

图 13-8　咽腔层面

咽上缩肌前界为咽腔前缘，内界为咽腔，外界为咽旁血管间隙，后界为椎前肌，两侧咽缩肌止于咽后壁中缝。

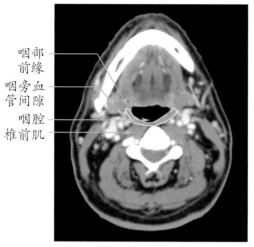

图 13-9 咽腔层面

咽上缩肌前界为咽腔前缘,内界为咽腔,外界为咽旁血管间隙,后界为椎前肌,两侧咽缩肌止于咽后壁中缝。

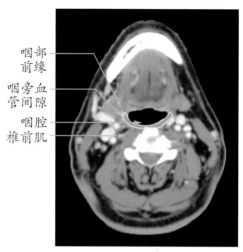

图 13-10 咽腔层面

咽上缩肌前界为咽腔前缘,内界为咽腔,外界为咽旁血管间隙,后界为椎前肌,两侧咽缩肌止于咽后壁中缝。

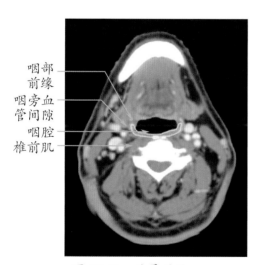

图 13-11 舌骨层面

咽上缩肌前界为咽腔前缘,内界为咽腔,外界为咽旁血管间隙,后界为椎前肌,两侧咽缩肌止于咽后壁中缝。

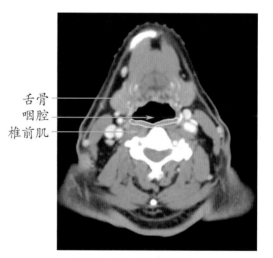

图 13-12 舌骨层面

咽中缩肌尖部附于舌骨,基底部与咽中缝相连。外界及前界为舌骨大角,内界为咽腔,后界为椎前肌,两侧咽缩肌止于咽后壁中缝。

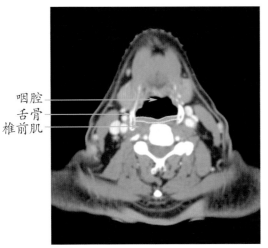

咽腔
舌骨
椎前肌

图 13-13 舌骨层面

咽中缩肌外界及前界为舌骨,内界为咽腔,后界为椎前肌,两侧咽缩肌止于咽后壁中缝。

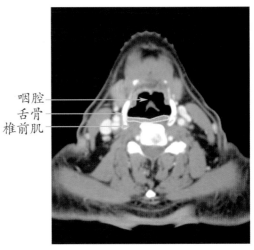

咽腔
舌骨
椎前肌

图 13-14 舌骨层面

咽中缩肌外界及前界为舌骨,内界为咽腔,后界为椎前肌,两侧咽缩肌止于咽后壁中缝。

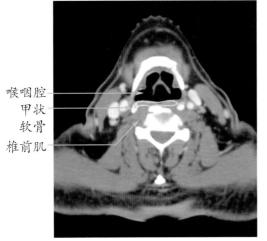

喉咽腔
甲状
软骨
椎前肌

图 13-15 舌骨层面

咽中缩肌外界及前界为舌骨,后界为椎前肌,两侧咽缩肌止于咽后壁中缝。

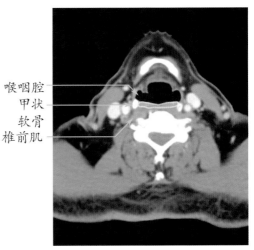

喉咽腔
甲状
软骨
椎前肌

图 13-16 舌骨层面

咽中缩肌外界及前界为舌骨,后界为椎前肌,两侧咽缩肌止于咽后壁中缝。

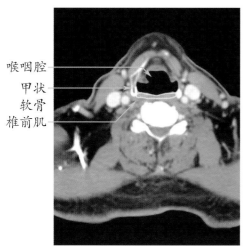

图 13-17　甲状软骨层面

咽下缩肌起自甲状软骨斜线,止于后方咽中缝。前界为声门上喉及甲状软骨,外侧界为甲状软骨上极,后界为椎前肌,两侧咽缩肌止于咽后壁中缝。

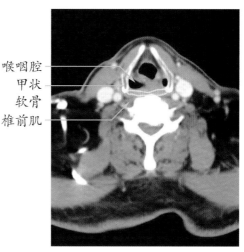

图 13-18　甲状软骨层面

咽下缩肌起自甲状软骨斜线,止于后方咽中缝。前界为声门上喉及甲状软骨,外侧界为甲状软骨上极,后界为椎前肌,两侧咽缩肌止于咽后壁中缝。

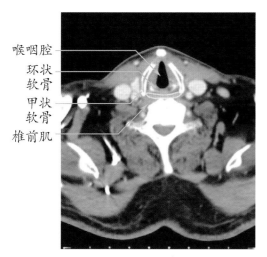

图 13-19　甲状软骨层面

咽下缩肌前界为环状软骨,外侧界为甲状软骨,后界为椎前肌,两侧咽缩肌止于咽后壁中缝。

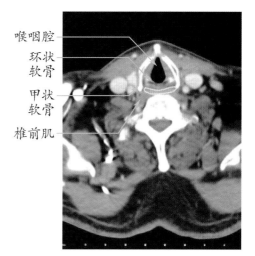

图 13-20　甲状软骨层面

咽下缩肌前界为环状软骨,外侧界为甲状软骨,后界为椎前肌,两侧咽缩肌止于咽后壁中缝。

155

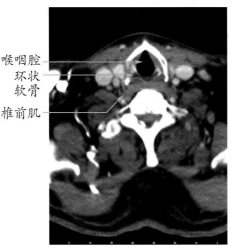

图 13-21　环状软骨层面

咽下缩肌前界为环状软骨,下界为环状软骨下缘,外侧界为甲状软骨,
后界为椎前肌,两侧咽缩肌止于咽后壁中缝。

第三节　剂量限制的临床研究进展

研究报道,咽上缩肌和声门上喉的受照射剂量与放射后吞咽障碍有关。
QUANTEC 报道,减少咽缩肌和喉部接受 ≥60Gy 剂量的体积会降低吞咽困难
或误吸的发生率。Levendag 等研究显示,咽缩肌平均受量在 50Gy 时发生晚期
吞咽困难的概率为 20%;当平均受量>55Gy 时,这个概率将会急剧增加,每增加
10Gy 的照射,吞咽困难的发生率将增加 19%。Schwartz 等的研究将咽上缩肌
V_{55} <80% 和 V_{65} <30% 作为吞咽功能障碍的预测因子。(表 13-1)

表 13-1　咽缩肌剂量限制研究汇总

研究项目 / 作者	研究类型	放射治疗	限制剂量	最大可接受剂量
QUANTEC	综述	–	D_{mean} <50Gy	D_{mean} <60Gy
Levendag	回顾性研究	–	D_{mean} <50Gy	–
Schwartz	回顾性研究	–	V_{55} <80% 或 V_{65} <30%	–
国际指南	指南	–	D_{mean} ≤45Gy	D_{mean} ≤55Gy

参考文献

［1］ Feng FY, Kim HM, Lyden TH, et al. Intensity-modulated radiotherapy of head and neck cancer aiming to reduce dysphagia: Early dose-effect relationships for the swallowing structures. Int J Radiat Oncol Biol Phys, 2007, 68: 1289-1298.

［2］ Rancati T, Schwarz M, Allen AM, et al. Radiation dose-volume effects in the larynx and pharynx. Int J Radiat Oncol Biol Phys, 2010, 76: S64-S69.

［3］ Levendag PC, Teguh DN, Voet P, et al. Dysphagia disorders in patients with cancer of the oropharynx are significantly affected by the radiation therapy dose to the superior and middle constrictor muscle: A dose-effect relationship. Radiother Oncol, 2007, 85: 64-73.

［4］ Schwartz DL, Hutcheson K, Barringer D, et al. Candidate dosimetric predictors of long-term swallowing dysfunction after oropharyngeal intensity-modulated radiotherapy. Int J Radiat Oncol Biol Phys, 2010, 78 (5): 1356-1365.

［5］ Lee AW, Ng WT, Pan JJ, et al. International Guideline on Dose Prioritization and Acceptance Criteria in Radiation Therapy Planning for Nasopharyngeal Carcinoma. Int J Radiat Oncol Biol Phys, 2019, 105 (3): 567-580.

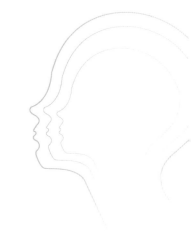

第十四章

臂丛的勾画与
剂量限制

第一节　解剖与功能特点

　　臂丛神经由 C_5~C_8 和 T_1 前支组成。神经根从椎间孔发出后,在前斜角肌外侧缘组成神经干,C_5~C_6 组成上干,C_7 为中干,C_8~T_1 组成下干。在相当于锁骨中段水平处,每一干又分成前、后两股。上干与中干的前股组成外侧束,下干的前股组成内侧束,三干的后股组成后束。神经束各束在喙突平面分出神经支,外侧束分出肌皮神经和正中神经外侧头,后束分为腋神经和桡神经,内侧束分出尺神经和正中神经内侧头。

　　臂丛神经根 C_5~C_8 和 T_1 分别穿过椎间孔 C_4~C_5、C_5~C_6、C_6~C_7、C_7~T_1 和 T_1~T_2,在颈部形成臂丛干,沿前斜角肌和中斜角肌之间向外行进,然后在锁骨下外侧进入腋窝。臂丛的分支可依据其发出的局部位置分为锁骨上部分支和锁骨下部分支。

　　1. **锁骨上部分支**　多为短肌支,分布于颈深肌、背浅肌(斜方肌除外)、部分胸上肢肌及上肢带肌。损伤此神经可引起前锯肌瘫痪,肩胛骨脊柱缘翘起出现"翼状肩",冈上肌、冈下肌无力,肩关节疼痛等症状。

　　2. **锁骨下部分支**　分别发自三个束,多为长支,分布于肩部、胸部、上肢及手部的肌肉、关节和皮肤,损伤后可引起相应支配区域肌肉及皮肤的感觉异常。

　　臂丛的勾画可以单独用 CT 或融合 CT-MR 成像来完成。许多放射治疗计划软件程序不允许在冠状面或矢状面上进行勾画,因此,需要在横断面 CT 和 MR 图像中勾画臂丛。当 MR 图像与计划 CT 扫描相融合时,脊髓可以作为参考结构,以帮助提高准确性。

第二节　勾画图谱

勾画要点：

1. 在 CT 增强扫描图像上勾画，建议最大扫描层厚为 3mm。勾画时选择软组织窗，调整窗宽、窗位，使肌肉之间的间隙更加清晰。

2. 在 CT 矢状面图像上确认 $C_4 \sim C_5$ 和 $T_1 \sim T_2$ 神经孔，以确定臂丛的上下限。从 $C_4 \sim C_5$ 到 $T_1 \sim T_2$ 的神经孔开始，臂丛干沿椎管的外侧延伸到前斜角肌和中斜角肌之间的小间隙。

3. 识别并勾画前、中斜角肌。在没有神经孔的 CT 层面上，只需在前斜角肌和中斜角肌之间画出神经轮廓。

4. 建议使用直径 5mm 的画笔工具来勾画轮廓。

5. 臂丛神经的末梢分支较多且分散，距离头颈部放疗靶区较远，影响小，在计划制定时常常只评价臂丛干的受量，因此在本书中，只勾画臂丛干的结构。

图 14-1～ 图 14-14 展示了由上到下，于 CT 软组织窗勾画臂丛神经位置的实例，黄色线勾画的为双侧臂丛神经结构。

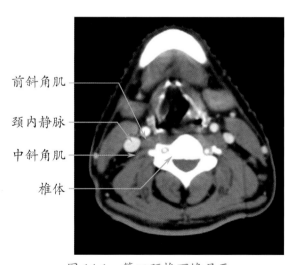

图 14-1　第四颈椎下缘层面

于 CT 矢状面图像上界定此层面，中央的骨质结构为椎体及其附属的横突、椎弓及棘突，椎体外侧与椎体横突关系密切的肌肉组织结构为前斜角肌和中斜角肌，肌肉外侧大的血管影为颈内静脉，此层为 $C_4 \sim C_5$ 椎间孔上层，未见臂丛神经。

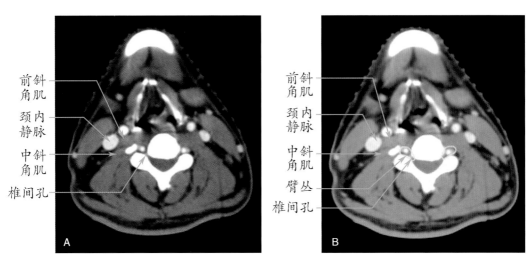

图 14-2　C₄~C₅椎间孔层面

A. 勾画前 CT 图像；B. 勾画后 CT 图像。

椎体侧后方与椎弓根之间的小管状间隙为椎间孔，为神经根离开脊髓通过的孔道，由此层开始勾画臂丛神经根，神经根出孔后向外侧沿前、中斜角肌之间走行至血管间隙。

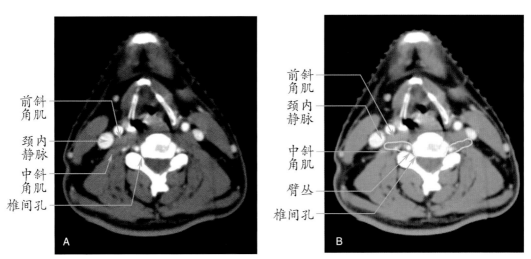

图 14-3　C₄~C₅椎间孔层面

A. 勾画前 CT 图像；B. 勾画后 CT 图像。

神经组织的密度在 CT 图像上很难鉴别，在勾画时，可以从椎间孔开始向外侧沿前、中斜角肌之间勾画至血管间隙。

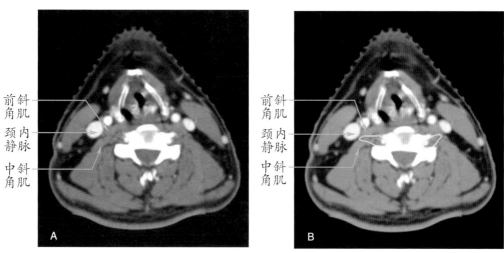

图 14-4 第五颈椎层面
A. 勾画前 CT 图像；B. 勾画后 CT 图像。
在椎体侧方、椎弓前方，沿前、中斜角肌之间的间隙勾画臂丛结构。

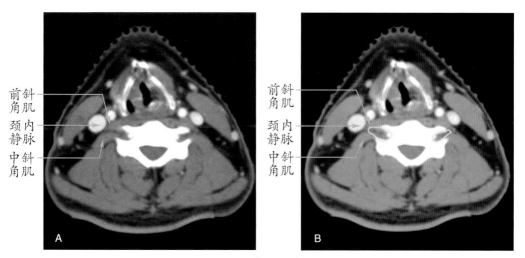

图 14-5 第五颈椎层面
A. 勾画前 CT 图像；B. 勾画后 CT 图像。
在椎体侧方、椎弓前方，继续沿前、中斜角肌之间的间隙勾画臂丛结构。

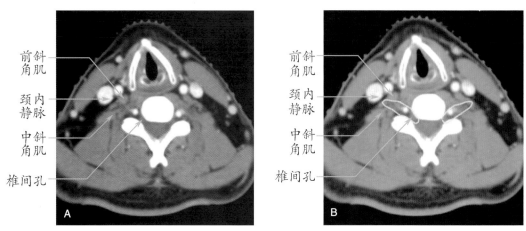

图 14-6 椎间孔层面

A. 勾画前 CT 图像;B. 勾画后 CT 图像。

在椎体侧方、椎弓前方,继续沿前、中斜角肌之间的间隙勾画臂丛结构。

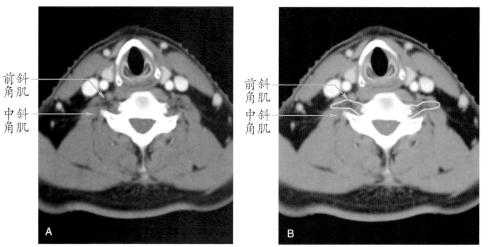

图 14-7 第六颈椎层面

A. 勾画前 CT 图像;B. 勾画后 CT 图像。

在椎体侧方、椎弓前方,沿前、中斜角肌之间的间隙勾画臂丛结构。

前斜
角肌

中斜
角肌

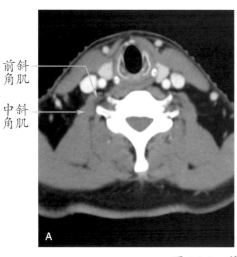
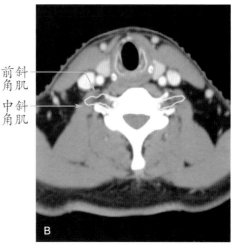

前斜
角肌

中斜
角肌

图 14-8　第六颈椎层面

A. 勾画前 CT 图像；B. 勾画后 CT 图像。

在椎体侧方、椎弓前方,继续沿前、中斜角肌之间的间隙勾画臂丛结构。

前斜
角肌

中斜
角肌

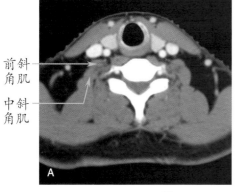
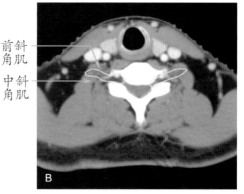

前斜
角肌

中斜
角肌

图 14-9　C$_6$~C$_7$ 椎间孔层面

A. 勾画前 CT 图像；B. 勾画后 CT 图像。

臂丛神经从椎间孔开始向外侧沿前、中斜角肌之间勾画至血管间隙。

前斜
角肌

中斜
角肌

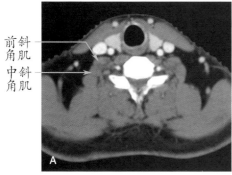
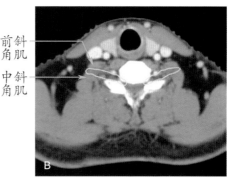

前斜
角肌

中斜
角肌

图 14-10　第七颈椎层面

A. 勾画前 CT 图像；B. 勾画后 CT 图像。

在椎体侧方、椎弓前方,沿前、中斜角肌之间的间隙勾画臂丛结构。

前斜
角肌

中斜
角肌

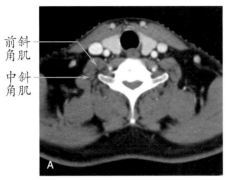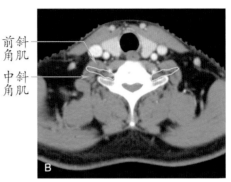

图 14-11　第七颈椎层面

A.勾画前 CT 图像；B.勾画后 CT 图像。

在椎体侧方、椎弓前方,继续沿前、中斜角肌之间的间隙勾画臂丛结构。

前斜
角肌

中斜
角肌

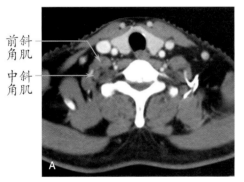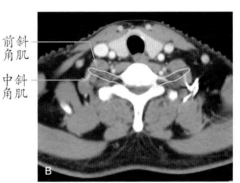

图 14-12　$C_7 \sim T_1$ 椎间孔层面

A.勾画前 CT 图像；B.勾画后 CT 图像。

臂丛神经从椎间孔开始向外侧沿前、中斜角肌之间勾画至血管间隙。

前斜
角肌

中斜
角肌

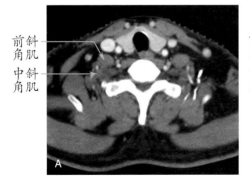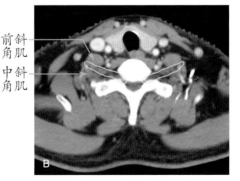

图 14-13　第一胸椎层面

A.勾画前 CT 图像；B.勾画后 CT 图像。

在椎体侧方、椎弓前方,沿前、中斜角肌之间的间隙勾画臂丛结构。

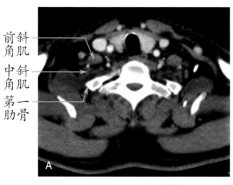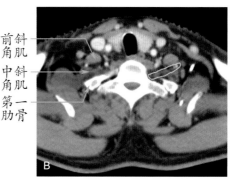

前斜角肌

中斜角肌

第一肋骨

图 14-14 第一胸椎层面

A. 勾画前 CT 图像；B. 勾画后 CT 图像。

右侧可见第一肋骨出现，为臂丛神经根下界，之后臂丛神经向外侧走行至支配的肌肉和皮肤。

第三节 剂量限制的临床研究进展

放射治疗导致的臂丛神经损害可以表现为单侧或双侧手臂或手的感觉异常、无力、疼痛和肌肉萎缩，潜伏期很长，一般需要 1~17 年（平均 8.2 年）。一项研究提示，当患者下颈部转移淋巴结接受的平均放射治疗剂量为 (66.8 ± 2.8) Gy 时，将会出现严重的因放射诱导的臂丛损伤。另一项研究显示，当 $V_{70} > 10\%$ 时，臂丛病变的发生率将显著增加。（表 14-1）

表 14-1 臂丛剂量限制研究汇总

研究项目	研究类型	放射治疗	限制剂量 /Gy	可接受剂量 /Gy
RTOG 0615	Ⅱ期临床研究	–	$D_{max} < 66$	–
AIRO	临床研究	–	$D_{max} \leqslant 60$	$D_{max} \leqslant 66$
国际指南	指南	–	$0.03 cm^3$ 组织受照射剂量<66	$0.03 cm^3$ 组织受照射剂量 $\leqslant 70$

参考文献

［1］Cai Z, Li Y, Hu Z, et al. Radiation-induced brachial plexopathy in patients with nasopharyngeal carcinoma: A retrospective study. Oncotarget, 2016, 7: 18887-18895.

［2］Chen AM, Wang PC, Daly ME, et al. Dosedvolume modeling of brachial plexus-associated neuropathy after radiation therapy for head-and-neck cancer: Findings from a prospective screening protocol. Int J Radiat Oncol Biol Phys, 2014, 88: 771-777.

［3］Lee NY, Zhang Q, Pfister DG, et al. Addition of bevacizumab to standard chemoradiation for locoregionally advanced nasopharyngeal carcinoma (RTOG 0615): a phase 2 multi-institutional trial. Lancet Oncol, 2012, 13 (2): 172-180.

［4］ Merlotti A, Alterio D, Vigna-Taglianti R, et al. Technical guidelines for head and neck cancer IMRT on behalf of the Italian association of radiation oncology-head and neck working group. Radiat Oncol, 2014, 9: 264.

［5］ Lee AW, Ng WT, Pan JJ, et al. International Guideline on Dose Prioritization and Acceptance Criteria in Radiation Therapy Planning for Nasopharyngeal Carcinoma. Int J Radiat Oncol Biol Phys, 2019, 105 (3): 567-580.

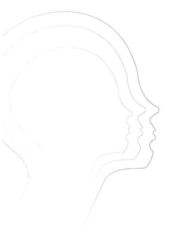

第十五章
三叉神经的
解剖及勾画

第一节　三叉神经的解剖

三叉神经(V)为第五对脑神经,为混合神经,含有一般躯体感觉和特殊内脏运动两种纤维。①一般躯体感觉纤维,其神经元胞体位于颅中窝三叉神经压迹处(又称 Meckel 腔,位于颞骨岩部尖端前面的海绵窦后外侧部)、由假单极神经元组成的三叉神经节内。三叉神经节的中枢突组成三叉神经较粗大的感觉根,在脑干脑桥臂和小脑基底部交界处进入小脑中脚,传导头面部触觉的神经纤维终止于三叉神经脑桥核,传导痛、温觉的神经纤维终止于三叉神经脊束核。三叉神经节的周围突分别组成三叉神经三大分支:眼神经(V1)、上颌神经(V2)和下颌神经(V3)。②特殊内脏运动纤维,起源于特殊内脏运动核之中的三叉神经运动核,三叉神经运动核发出的特殊内脏运动纤维成分组成三叉神经较细小的运动根,从脑桥臂和基底部交界处出脑,纤维成分加入到三叉神经第三大分支下颌神经内支配咀嚼肌等肌肉的运动。(图 15-1)

1. **眼神经(V1)**　由三叉神经节发出后,向前上沿海绵窦外侧壁经眶上裂入眶,发出泪腺神经、额神经、鼻睫神经等分支,传导眼裂以上头面部皮肤、结膜、眼球、部分鼻旁窦黏膜等部位的一般躯体感觉信息。

(1)额神经较粗大,位于上睑提肌的上方,分 2~3 支,其中眶上神经较大,经眶上切迹,分支分布于额顶部皮肤。

(2)泪腺神经细小,沿眶外侧壁、外直肌上缘前行至泪腺分布于泪腺和上睑的皮肤。

(3)鼻睫神经在上直肌的深面,越过视神经上方达眶内侧壁。此神经分出许多分支,分别分布于眼球、蝶窦、筛窦、下睑、泪囊、鼻腔黏膜和鼻背皮肤。

2. **上颌神经(V2)**　由三叉神经半月节发出,向前经海绵窦外侧壁穿圆孔出颅,达翼腭窝之上部发出眶下神经、上牙槽神经、颧神经及翼腭神经等。

三叉神经节

眼神经（V1）　上颌神经（V2）　下颌神经（V3）

眼神经（V1）：泪腺神经、额神经、鼻睫神经[a]
　额神经：滑车上神经、眶上神经
　　滑车上神经、眶上神经 → 额部、上睑内侧皮肤和上睑结膜
　　→ 额上部和头部皮肤达枕部，上睑皮肤和结膜以及筛窦的黏膜
　鼻睫神经[a]：筛前神经鼻外侧支[b]

上颌神经（V2）：上牙槽神经、翼腭神经、眶下神经、颧神经
　上牙槽神经 → 上颌窦、上颌牙齿牙龈
　翼腭神经 → 硬腭、软腭、鼻腔、鼻咽黏膜、腭扁桃体
　眶下神经 → 下睑、鼻翼、上唇
　颧神经 → 颧颞部皮肤

下颌神经（V3）：前干、后干
　前干：颊神经 → 下颌磨牙颊侧牙龈及颊部黏膜皮肤
　后干：下牙槽神经、舌神经、耳颞神经
　　下牙槽神经 → 口腔底和舌前2/3的黏膜
　　舌神经 → 下牙齿、牙龈，颏部及下唇的皮肤和黏膜
　　耳颞神经 → 颞部皮肤、腮腺、外耳道

图 15-1　三叉神经的分支及其分布树状图

[a] 分支有筛前神经鼻外侧支、睫状神经节长根、睫状长神经、筛后神经、滑车下神经；[b] 有小分支分布到筛骨蜂窝内,然后分布到前部鼻中隔和外侧的鼻黏膜、鼻翼、鼻尖和前庭。

(1)眶下神经经眶下裂入眶,再经眶下沟、眶下管、出眶下孔散成数支,分布于下睑、鼻的外侧部、上唇和颊部皮肤。

(2)上牙槽神经分为三组:①上牙槽后支,自上颌神经的翼腭窝段发出2~3支,穿上颌骨后面进入骨质,分布于上颌窦、上颌磨牙、牙龈及颊黏膜;②上牙槽中支,自眶下沟段发出,分布于上颌前磨牙及牙龈;③上牙槽前支,自眶下管段发出2~3支,分布于上颌切牙、尖牙及牙龈。

(3)颧神经较细小,在翼腭窝处分出,与眶下神经一同经眶下裂入眶,穿经眼眶的外侧壁,分布于颧部皮肤。

3. 下颌神经(V3)　下颌神经属混合性神经,包括粗大感觉根、细小运动根,

其运动纤维支配咀嚼肌等；感觉纤维管理颞部、口裂以下的皮肤、舌前 2/3 黏膜及下颌牙和牙龈的一般感觉。V3 经卵圆孔出颅后二根合一进入颞下窝在翼外肌深面走行，经过腭帆张肌与翼外肌之间，分成前后二干。

（1）前干主要分支：颊神经（或称颊长神经），为感觉神经，经过翼外肌二头（有两个头，解剖断层上分界不清，可认为是颊神经穿过翼外肌实质）之间，在喙突内侧沿下颌支前缘向下，在颞肌和咀嚼肌（又称咬肌）前缘深面穿颊脂垫，在颊肌外侧与面神经分支相连合成颊丛，分布于颊黏膜、皮肤、下颌磨牙区颊侧牙龈、骨膜和附近的黏膜。

（2）后干主要分支

1）舌神经：初位于翼外肌之下，在此处收纳面神经的鼓索，将面神经的副交感分泌纤维导入颌下神经节，由颌下神经节发出数支至颌下腺及舌下腺。舌神经继而向下，在下牙槽神经之前行于翼外肌深面至翼内肌与下颌支之间向下，经下颌舌骨肌与茎突舌肌、舌骨舌肌之间进入舌下区。沿途发出分支至同侧舌下区黏膜、舌下腺、下颌舌侧牙龈及舌前 2/3 黏膜。

2）下牙槽神经：于舌神经后方，沿下颌支内侧的下颌神经沟下行经下颌孔入下颌管出颏孔更名为颏神经。

第二节 勾 画 图 谱

勾画要点：

1. 在增强定位 CT 上勾画，建议最大扫描层厚为 3mm。因正常神经在 CT 断层影像中不易显示，勾画时根据神经所经过的肌肉及骨质孔、管道来定位神经所在位置，所以勾画过程中需结合 CT 软组织窗及骨窗的清晰度适时调整合适的窗宽、窗位。

2. 有条件的单位，与定位 CT 相同体位，行 MRI 增强融合定位，常用的序列为 T_1WI、T_2WI、T_1WI 增强、T_2 FLAIR。

一、眼神经及上颌神经勾画

眼神经（V1）及上颌神经（V1）（图 15-2）的勾画示例见图 15-3~图 15-12，以 CT 图像为基础勾画三叉神经及其分支所经过的肌肉及骨性孔道，对比融合 MRI 图像，用以验证 CT 图像上勾画的准确性，图中所标注的为眼神经及上颌神经大体位置。

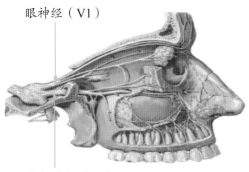

眼神经（V1）

上颌神经（V2）

图 15-2　眼神经和上颌神经
从外侧面看出眼神经自三叉神经节分出后沿海绵窦外侧壁向前上方走行，经眶上裂入眶。上颌神经向前经圆孔出颅，达翼腭窝上部，由眶下裂入眶更名为眶下神经，继续向前经眶下沟、眶下管出眶下孔达面部。

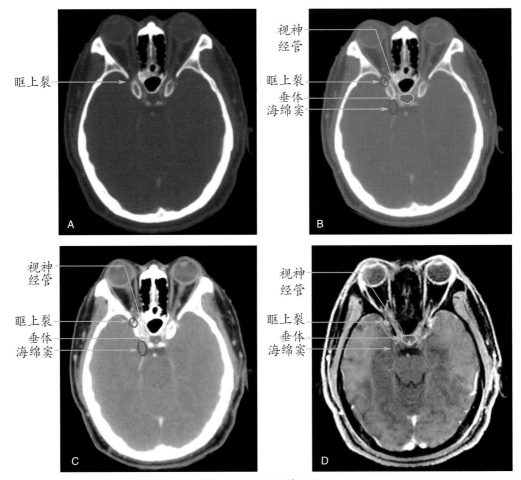

图 15-3　眶上裂层面

A. 勾画前 CT 骨窗图像；B. 勾画后 CT 骨窗图像；C. 勾画后 CT 软组织窗图像，注意垂体窝两侧海绵窦的勾画，选择软组织窗显示更清晰；D. MRI T₁ 增强图像验证勾画海绵窦是否匹配，视神经管内的视神经清晰可见。眶上裂横断面：在此处勾画眼神经的颅内段，眶上裂层面为最上层，眶上裂为骨性结构组成孔道，选择 CT 骨窗勾画图像清晰，从眼球上界开始逐层向下至眼眶外侧壁与后内侧骨质结构中断处即眶上裂出现，从此层面开始向下勾画。眼神经及分支眶内段依据眼眶的骨性结构易于勾画。

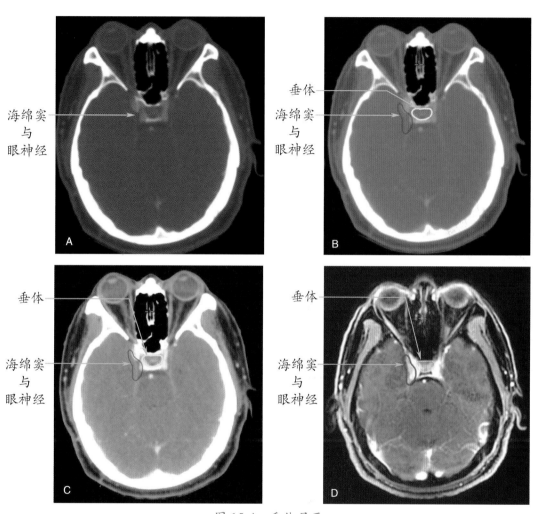

图 15-4　垂体层面

A. 勾画前 CT 骨窗图像；B. 勾画后 CT 骨窗图像；C. 勾画后 CT 软组织窗图像，垂体窝两侧海绵窦的勾画，选择软组织窗显示更清晰；D. MRI T_1 增强图像验证勾画海绵窦是否匹配。

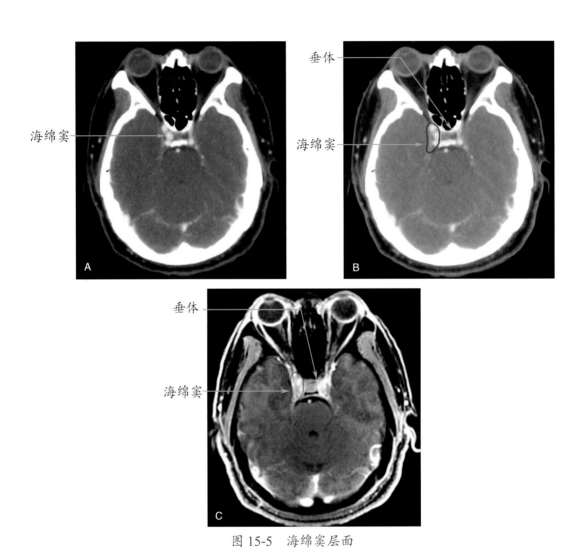

图 15-5 海绵窦层面

A. 勾画前 CT 软组织窗图像；B. 勾画后 CT 软组织窗图像；C. MRI T$_1$ 增强图像中验证海绵窦勾画匹配。CT 软组织窗海绵窦勾画图像，垂体位于横断面前部中央，垂体两侧为海绵窦，海绵窦外侧为颞叶，眼神经、展神经和颈内动脉沿海绵窦外侧壁向前穿行。

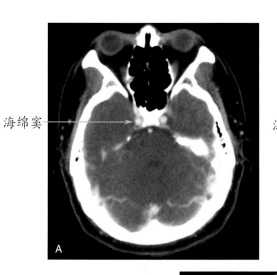
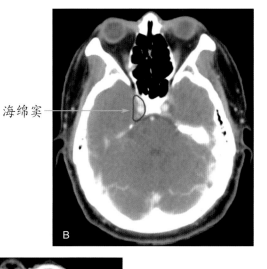

海绵窦

海绵窦

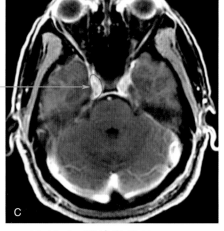

海绵窦

图 15-6 海绵窦层面

A. 勾画前 CT 软组织窗图像；B. 勾画后 CT 软组织窗图像；C. MRI T$_1$ 增强图像中验证海绵窦勾画匹配。CT 软组织窗海绵窦勾画图像，海绵窦内颈内动脉清晰可见。

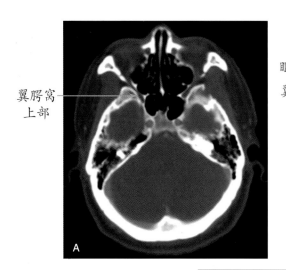

图 15-7　圆孔层面

A. 勾画前 CT 骨窗图像；B. 勾画后 CT 骨窗图像；C. 勾画后 CT 软组织窗图像。

经圆孔层面勾画图像，上颌神经自三叉神经节发出后向前于海绵窦近外侧壁下方由圆孔出颅进入翼腭窝上部，由眶下裂入眶更名为眶下神经。

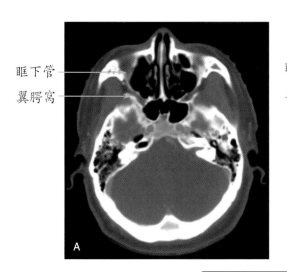

眶下管
翼腭窝

眶下管
翼腭窝

眶下管
翼腭窝

图 15-8　翼腭窝层面

A. 勾画前 CT 骨窗图像；B. 勾画后 CT 骨窗图像；C. 勾画后 CT 软组织窗图像。

经翼腭窝层面勾画图像，神经所经过的骨性孔道，骨窗显示更清楚。

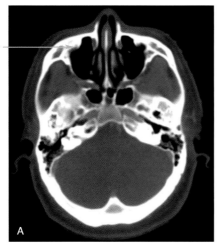

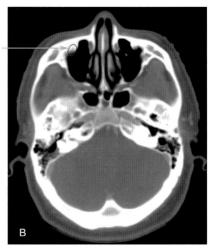

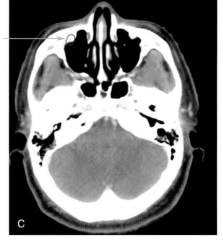

图 15-9　上颌窦层面

A. 勾画前 CT 骨窗图像；B. 勾画后 CT 骨窗图像；C. 勾画后 CT 软组织窗图像。
经上颌窦层面，眶下管为骨性管道，选择骨窗结构显示更清晰。

眶下管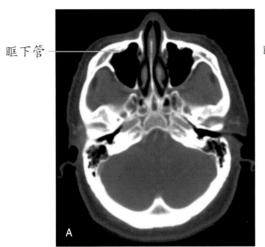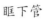

眶下管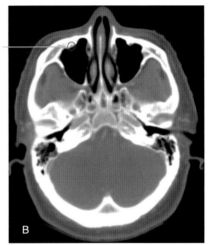

眶下管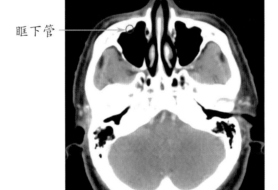

图 15-10　眶下管层面

A. 勾画前 CT 骨窗图像；B. 勾画后 CT 骨窗图像；C. 勾画后 CT 软组织窗图像。

沿图 15-9 层面的下一层，继续勾画眶下管。

眶下管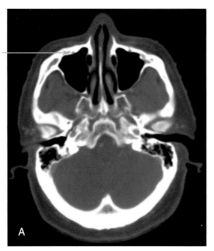

眶下管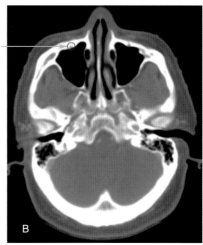

眶下管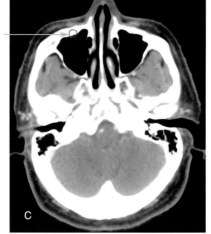

图 15-11　眶下管层面

A. 勾画前 CT 骨窗图像; B. 勾画后 CT 骨窗图像; C. 勾画后 CT 软组织窗图像。

沿图 15-10 层面的下一层, 继续勾画眶下管。

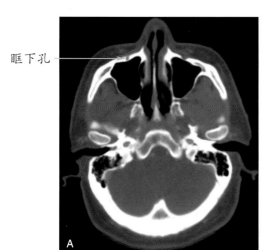

眶下孔

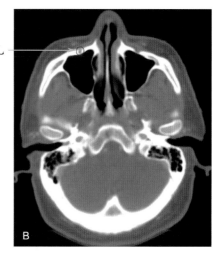

眶下孔

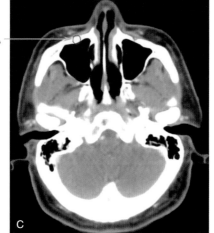

眶下孔

图 15-12 眶下孔层面

A. 勾画前 CT 骨窗图像；B. 勾画后 CT 骨窗图像；C. 勾画后 CT 软组织窗图像。
经眶下孔层面，眶下孔为骨性孔道，骨窗显示清楚。

二、下颌神经的勾画

下颌神经解剖位置示例见图 15-13~ 图 15-37，以 CT 图像为基础勾画。

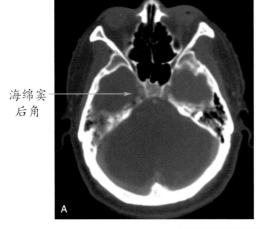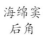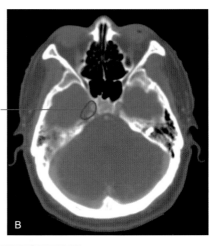

海绵窦后角

海绵窦后角

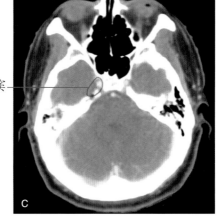

海绵窦后角

图 15-13　海绵窦后角层面

A. 勾画前 CT 骨窗图像；B. 勾画后 CT 骨窗图像；C. 勾画后 CT 软组织窗图像。

图中标注位置为海绵窦后角，内有三叉神经节，下颌神经在此分出。

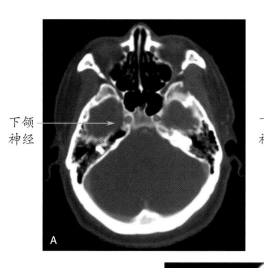

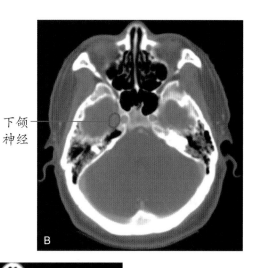

图 15-14　下颌神经层面

A. 勾画前 CT 骨窗图像；B. 勾画后 CT 骨窗图像；C. 勾画后 CT 软组织窗图像。

下颌神经在颈内动脉的外侧、颞骨岩部尖端前内侧向前下走行。

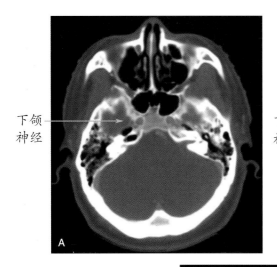
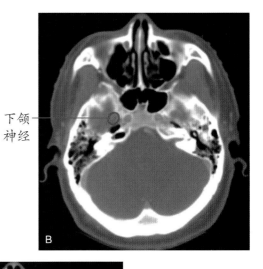

下颌
神经

下颌
神经

下颌
神经

图 15-15 颞叶下极层面

A. 勾画前 CT 骨窗图像；B. 勾画后 CT 骨窗图像；C. 勾画后 CT 软组织窗图像。
在该层面，下颌神经仍在颈内动脉外侧继续下行。

卵圆孔 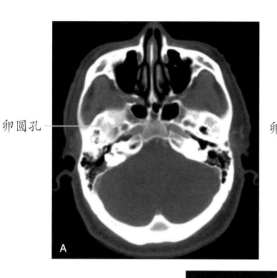 卵圆孔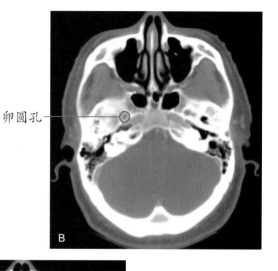

卵圆孔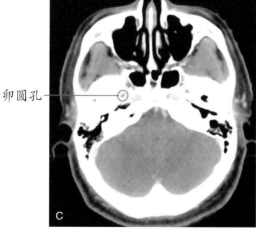

图 15-16　卵圆孔层面

A. 勾画前 CT 骨窗图像；B. 勾画后 CT 骨窗图像；C. 勾画后 CT 软组织窗图像。

下颌神经经卵圆孔出颅，CT 骨窗更易清楚显示卵圆孔。

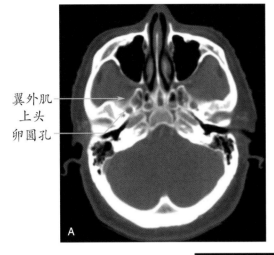

翼外肌
上头
卵圆孔

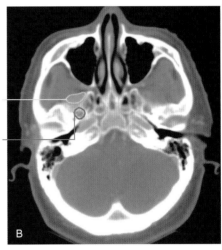

翼外肌
上头
卵圆孔

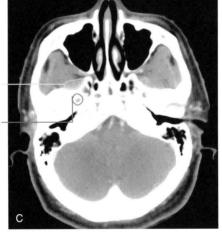

翼外肌
上头
卵圆孔

图 15-17　卵圆孔层面

A. 勾画前 CT 骨窗图像；B. 勾画后 CT 骨窗图像；C. 勾画后 CT 软组织窗图像。
此层面翼外肌出现，于软组织窗勾画翼外肌。下颌神经经卵圆孔出颅，CT 骨窗更易清楚显示卵圆孔。

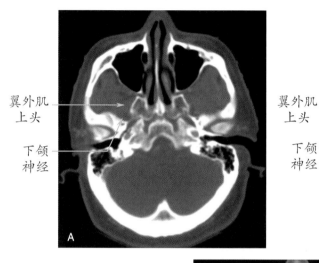

图 15-18 翼外肌层面

A. 勾画前 CT 骨窗图像；B. 勾画后 CT 骨窗图像；C. 勾画后 CT 软组织窗图像。
于软组织窗勾画翼外肌，下颌神经在翼外肌深面下行。经颞下窝层面勾画。

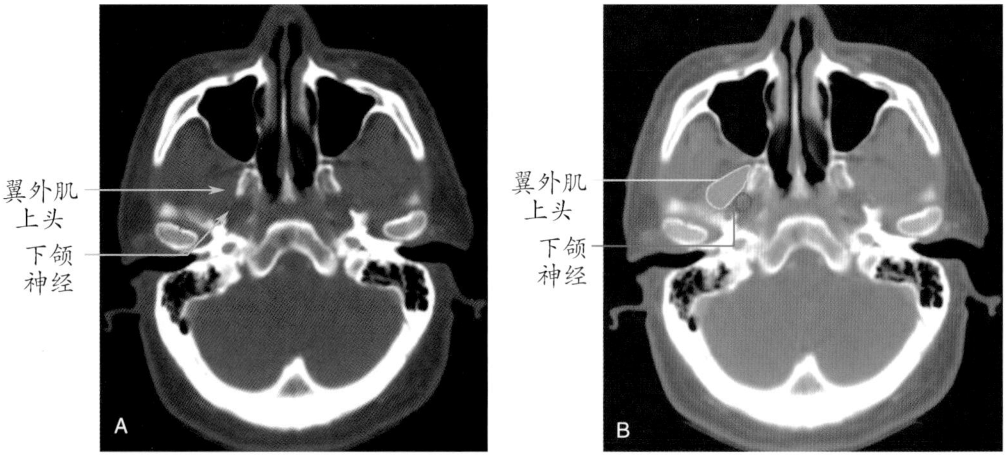

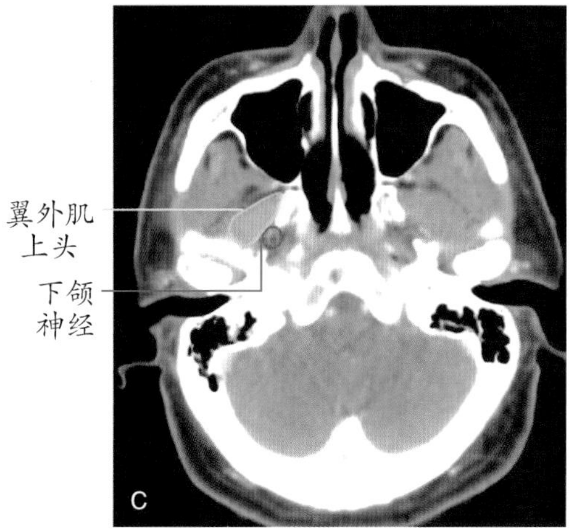

翼外肌
上头

下颌
神经

翼外肌
上头

下颌
神经

翼外肌
上头

下颌
神经

图 15-19　颞下颌关节层面

A. 勾画前 CT 骨窗图像；B. 勾画后 CT 骨窗图像；C. 勾画后 CT 软组织窗图像。
于软组织窗勾画翼外肌，下颌神经继续在翼外肌深面下行。

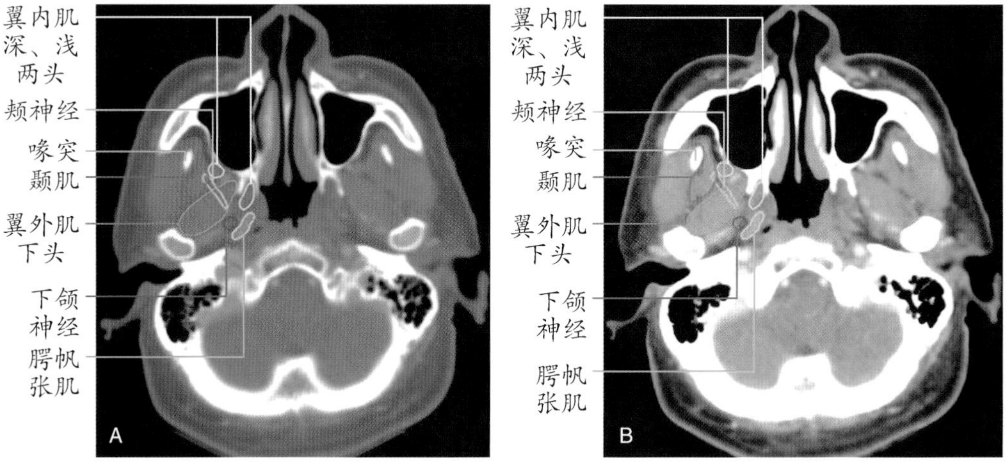

翼内肌
深、浅
两头
颊神经
喙突
颞肌
翼外肌
下头
下颌
神经
腭帆
张肌

翼内肌
深、浅
两头
颊神经
喙突
颞肌
翼外肌
下头
下颌
神经
腭帆
张肌

图 15-20　喙突层面

A. 勾画后 CT 骨窗图像；B. 勾画后 CT 软组织窗图像。

经喙突层面，V3 经过腭帆张肌与翼外肌之间，分成前后二干，前干主要分支为颊神经（绿色），颊神经经过翼外肌上、下二头之间向前外侧至下颌骨喙突内侧。

翼内肌深、浅两头

颊神经

颞肌

翼外肌下头

下牙槽神经

舌神经

腭帆张肌

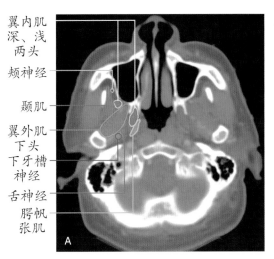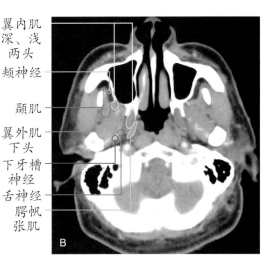

图 15-21　翼外肌层面

A. 勾画后 CT 骨窗图像；B. 勾画后 CT 软组织窗图像。

V3 经过腭帆张肌与翼外肌之间，分成前后二干，后干主要分支为舌神经（红色）和下牙槽神经（蓝色），颊神经（绿色）在喙突内侧颞肌前缘沿下颌支前缘下行。

翼内肌深、浅两头

颊神经

翼外肌下头

下牙槽神经

舌神经

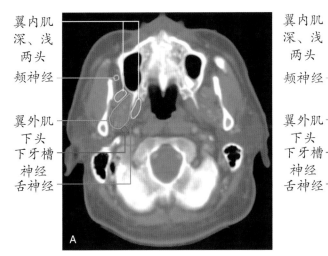

图 15-22　下颌支层面

A. 勾画后 CT 骨窗图像；B. 勾画后 CT 软组织窗图像。

经下颌支层面，舌神经（红色）在下牙槽神经（蓝色）的前方于翼外肌下头内侧下行，颊神经（绿色）沿下颌支前缘继续下行。

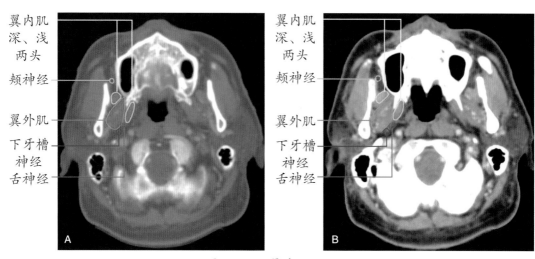

图 15-23　翼外肌层面

A. 勾画后 CT 骨窗图像；B. 勾画后 CT 软组织窗图像。

舌神经（红色）在下牙槽神经（紫色）的前方于翼外肌下头内侧下行，颊神经（绿色）沿下颌支前缘继续下行。

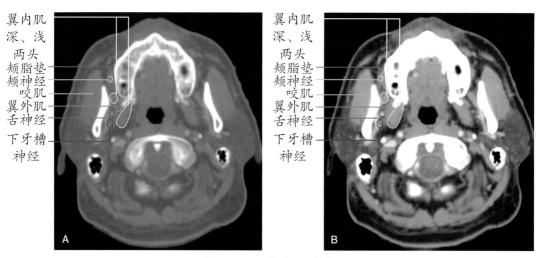

图 15-24　翼内肌层面

A. 勾画后 CT 骨窗图像；B. 勾画后 CT 软组织窗图像。舌神经（红色）在下牙槽神经（紫色）之前继续下行至翼内肌与下颌支之间向下，颊神经（绿色）在颞肌和咀嚼肌（又称咬肌）前缘深面穿颊脂垫，在颊肌外侧与面神经分支相连合成颊丛。

翼内肌
深、浅
两头
颊脂垫
下颌支
舌神经
下牙槽
神经

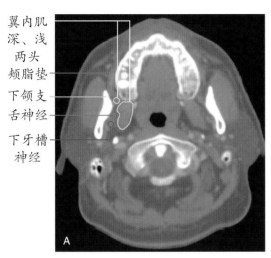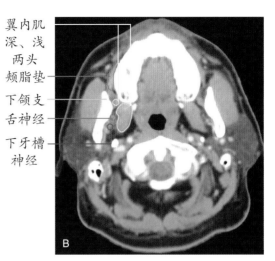

图 15-25　翼内肌层面

A. 勾画后 CT 骨窗图像；B. 勾画后 CT 软组织窗图像。

舌神经(红色)在下牙槽神经(紫色)之前,两者继续于翼内肌与下颌支之间下行。

翼内肌

下颌支
舌神经
下颌神
经沟

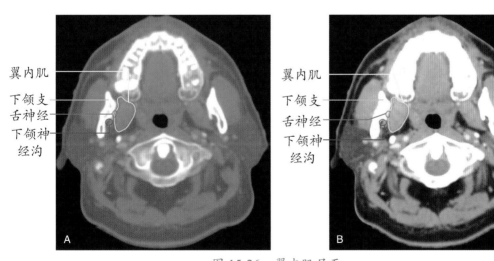

图 15-26　翼内肌层面

A. 勾画后 CT 骨窗图像；B. 勾画后 CT 软组织窗图像。

下颌骨内侧的下颌神经沟(紫色)出现,下牙槽神经进入此沟继续下行,舌神经(红色)继续于翼内肌与下颌支之间下行。

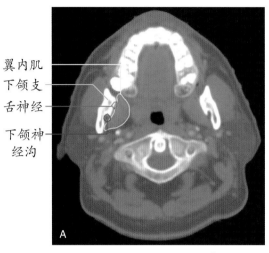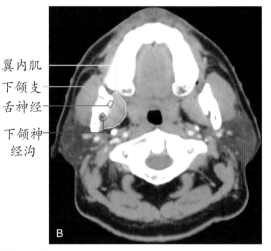

翼内肌
下颌支
舌神经
下颌神经沟

图 15-27 翼内肌层面

A. 勾画后 CT 骨窗图像；B. 勾画后 CT 软组织窗图像。经下颌支层面，下牙槽神经继续沿下颌神经沟(紫色)下行，舌神经(红色)继续于翼内肌与下颌支之间下行。

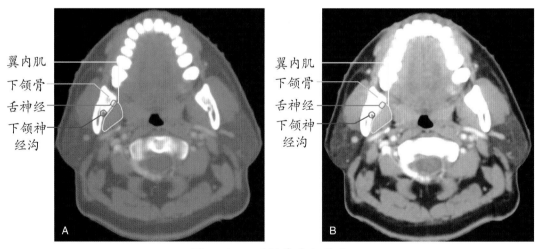

翼内肌
下颌骨
舌神经
下颌神经沟

图 15-28 下颌骨升支层面

A. 勾画后 CT 骨窗图像；B. 勾画后 CT 软组织窗图像。

下牙槽神经继续沿下颌神经沟(紫色)下行，舌神经(红色)继续于翼内肌与下颌支之间下行。

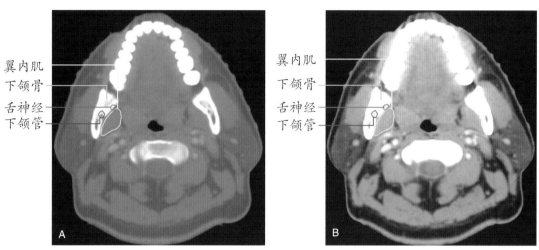

翼内肌
下颌骨
舌神经
下颌管

图 15-29　下颌骨升支层面

A. 勾画后 CT 骨窗图像；B. 勾画后 CT 软组织窗图像。

下牙槽神经进入下颌管（紫色）继续下行，舌神经（红色）继续于翼内肌与下颌支之间下行。

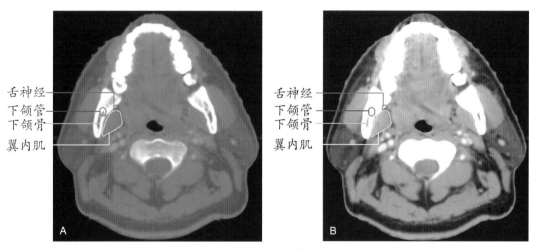

舌神经
下颌管
下颌骨
翼内肌

图 15-30　下颌骨层面

A. 勾画后 CT 骨窗图像；B. 勾画后 CT 软组织窗图像。

下牙槽神经继续沿下颌支内的下颌管（紫色）下行，舌神经（红色）继续于翼内肌与下颌支之间下行。

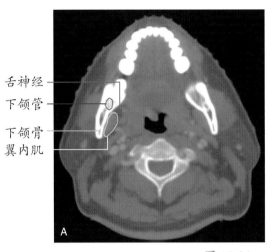
舌神经
下颌管
下颌骨
翼内肌

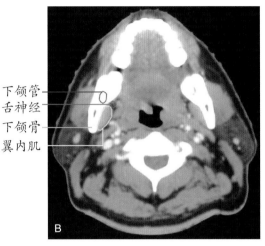
下颌管
舌神经
下颌骨
翼内肌

图 15-31　下颌骨层面

A. 勾画后 CT 骨窗图像；B. 勾画后 CT 软组织窗图像。

下牙槽神经继续沿下颌支内的下颌管（紫色）下行，舌神经（红色）继续于下颌支内侧下行。

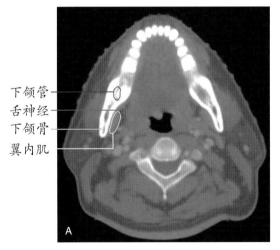
下颌管
舌神经
下颌骨
翼内肌

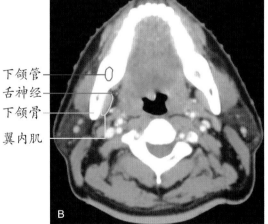
下颌管
舌神经
下颌骨
翼内肌

图 15-32　下颌骨层面

A. 勾画后 CT 骨窗图像；B. 勾画后 CT 软组织窗图像。

下牙槽神经继续沿下颌支内的下颌管（紫色）下行。舌神经（红色）继续于下颌支内侧、翼内肌前方下行，此层面翼内肌前方的下颌舌骨肌出现。

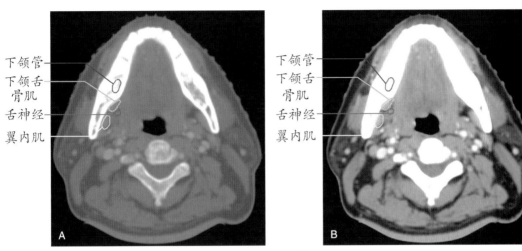

图 15-33　下颌舌骨肌层面

A.勾画后 CT 骨窗图像；B.勾画后 CT 软组织窗图像。

下牙槽神经继续沿下颌支内的下颌管(紫色)下行,舌神经(红色)经下颌舌骨肌向前下行。

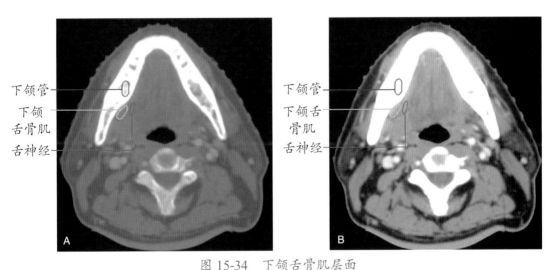

图 15-34　下颌舌骨肌层面

A.勾画后 CT 骨窗图像；B.勾画后 CT 软组织窗图像。

下牙槽神经继续沿下颌支内的下颌管(紫色)下行,舌神经(玫红色)经下颌舌骨肌向前下进入舌下区,沿途发出分支至同侧舌下区黏膜、舌下腺、下颌舌侧牙龈及舌前 2/3 黏膜。

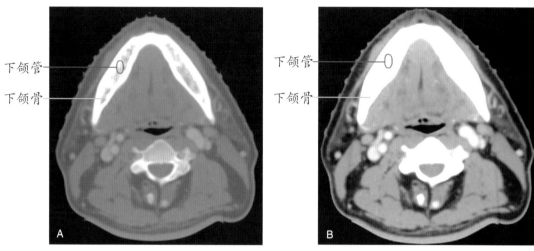

下颌管

下颌骨

下颌管

下颌骨

图 15-35　下颌骨层面

A. 勾画后 CT 骨窗图像；B. 勾画后 CT 软组织窗图像。
下牙槽神经继续沿下颌支内的下颌管（紫色）下行。

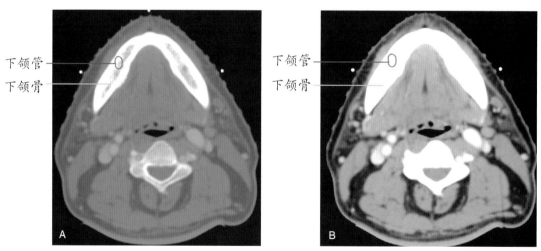

下颌管

下颌骨

下颌管

下颌骨

图 15-36　下颌骨层面

A. 勾画后 CT 骨窗图像；B. 勾画后 CT 软组织窗图像。
下牙槽神经继续沿下颌支内的下颌管（紫色）下行。

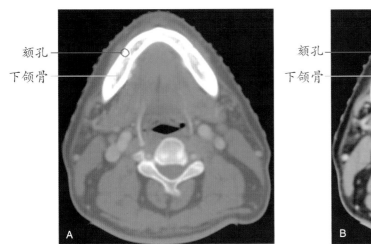
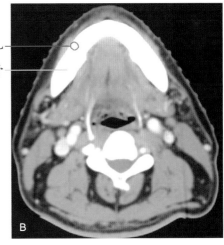

图 15-37 下颌骨层面

A. 勾画后 CT 骨窗图像；B. 勾画后 CT 软组织窗图像。

下牙槽神经出颏孔（紫色）更名为颏神经。

三、典型影像学示例

此例患者三叉神经下颌支受累，MRI 影像学较清楚地显示了三叉神经节的神经根出入脑部及下颌分支起始段的神经走行，截图示例：

1. **三叉神经根** 包含运动根及感觉根在脑干脑桥臂和脑桥基底部交界处出入脑。（图 15-38）

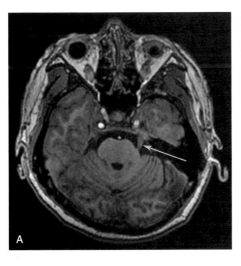
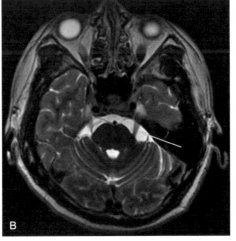

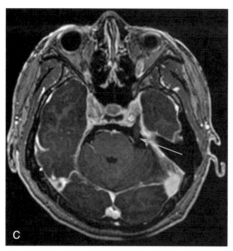
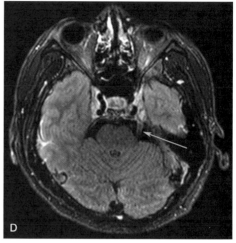

图 15-38　三叉神经根(箭)出颅层面

A. MRI T₁ 加权像；B. MRI T₂ 加权像；C. MRI T₁ 增强图像；D. MRI T₂ FLAIR 像。

2. **三叉神经节**　颞骨岩部尖端的三叉神经压迹处形成三叉神经节；Meckel 腔：位于颅中窝底内侧，是由硬膜反折形成的一个腔隙，相当于三叉神经压迹部，后外侧为颈内动脉岩骨段，上方为颞底硬膜，前方为海绵窦。MRI 显示 Meckel 腔清晰，为三叉神经节的标志性位置。(图 15-39)

3. **下颌神经**　此患者下颌神经支受累，MRI T₁ 增强图像上显示下颌神经强化病变。图 15-40~ 图 15-49 显示了从三叉神经节到卵圆孔出颅至沿翼肌之间走行的受累增粗的下颌神经(图中绿色箭头)。

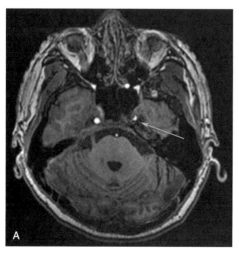
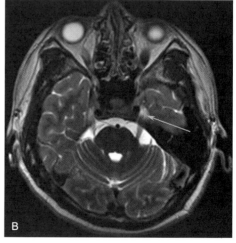

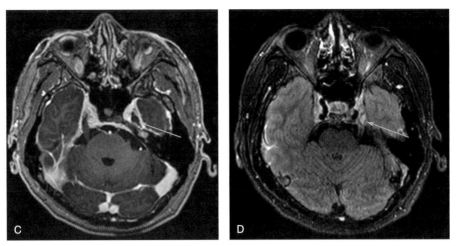

图 15-39 三叉神经节层面

A. MRI T$_1$ 加权像；B. MRI T$_2$ 加权像；C. MRI T$_1$ 增强图像；D. MRI T$_2$ FLAIR 像。

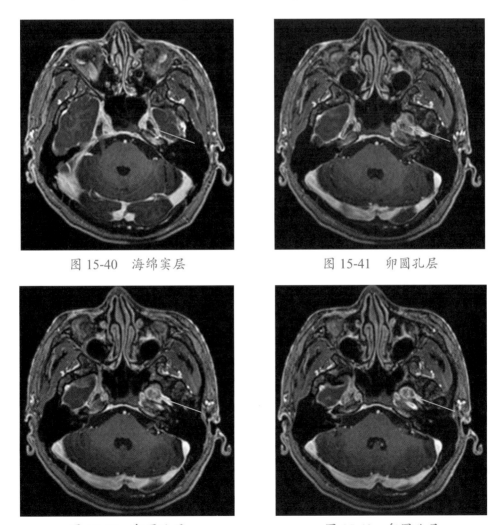

图 15-40 海绵窦层

图 15-41 卵圆孔层

图 15-42 卵圆孔层

图 15-43 卵圆孔层

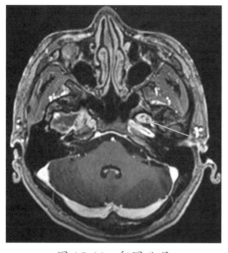

图 15-44 卵圆孔层

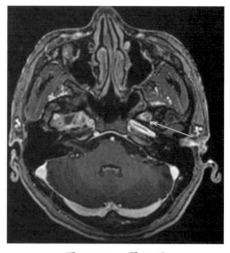

图 15-45 翼肌层

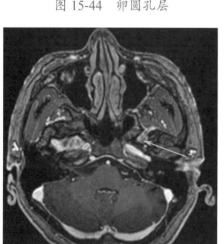

图 15-46 翼肌层

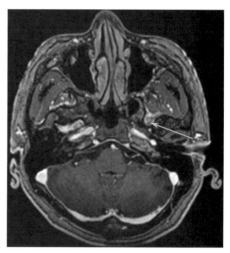

图 15-47 翼肌层

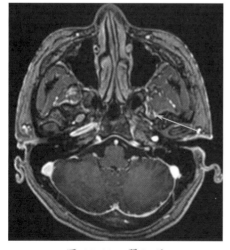

图 15-48 翼肌层

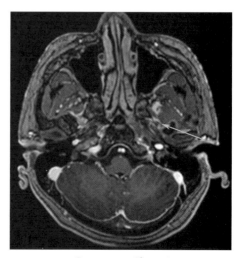

图 15-49 翼肌层

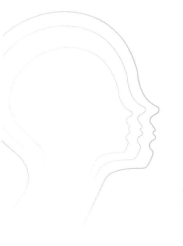

第十六章

海马的勾画与
剂量限制

第一节　解剖与功能特点

海马是一个双层结构,由海马体和齿状回组成。海马体位于侧脑室颞角底部下方的海马沟中,海马结构长 4.5cm,平均宽 1cm,头部宽 1.5~2cm。它围绕中脑呈弓形,头部或前段横断位上位于杏仁核后方,体部或中段于矢状面上沿侧脑室行走,尾部或后段沿侧脑室走行并变窄至消失。T_1 加权序列可以很好地显示海马,因为它是由灰质形成的,故其信号与白质的略高信号相比是低强度的(灰色);与脑脊液的低信号相比是高强度的(黑色)。随着诸如调强放射治疗等技术的出现,海马体有可能是一个相对低剂量的岛,被高剂量的靶点包围,本章介绍如何在定位 CT 横断面图像上描绘海马的轮廓,在进行脑肿瘤或全脑放射治疗计划中尽量降低海马的剂量。

第二节　勾　画　图　谱

勾画要点:

1. 制作面膜固定体位,定位 CT 扫描,3mm 薄层扫描,专用定位 MRI 扫描 T_1、T_2、T_1 加权增强图像,与 CT 定位图像融合。

2. 海马在 MRI T_1 加权像上较为清晰,与根据 CT 勾画的结果相比对,进一步印证根据解剖结构与 CT 图像上勾画海马的可行性。

3. 在勾画海马时首先找到侧脑室最前面的颞角所在的层面,海马是颞角曲线内的灰质,从颞角水平向上沿侧脑室和周围脑池勾画。

图 16-1~ 图 16-17 为从颅底至颅顶海马的勾画。以 CT 图像为基础勾画,对比融合 MRI T_1 加权图像,用以验证 CT 图像上勾画的准确性。黄色线是以 CT

图像为基础勾画的海马结构,粉色线为以 MRI T_1 加权图像为基础勾画的海马结构,浅蓝色线勾画的为颞叶结构。

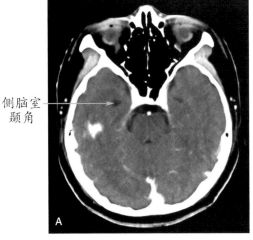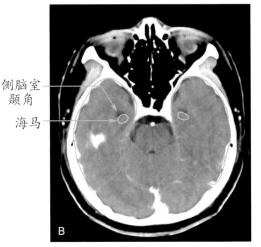

图 16-1　侧脑室颞角层面

A. 勾画前 CT 增强图像；B. 勾画后 CT 增强图像。

CT 增强图像上,脑组织内低密度液体影为侧脑室颞角,位于侧脑室颞叶内。于 CT 上勾画海马时,首先找到侧脑室颞角,海马位于颞角后方。

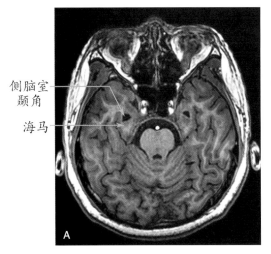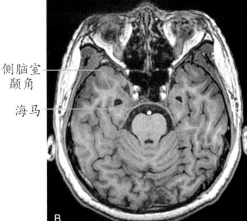

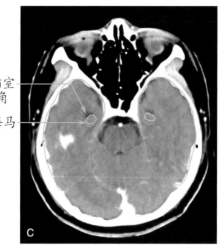

图 16-2 侧脑室颞角层面

A、B. 勾画前、后 MRI T₁ 加权像,显示侧脑室颞角后方的灰质结构为海马,界限清楚;
C. 融合图像显示根据 CT 图像勾画的海马与在 MRI 图像上勾画的海马结构基本吻合。

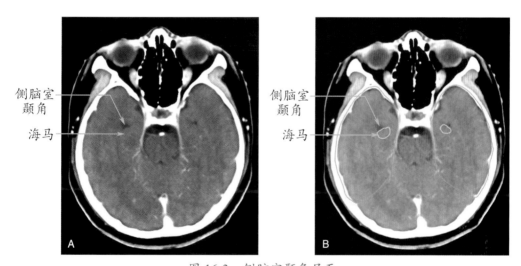

图 16-3 侧脑室颞角层面

A. 勾画前 CT 增强图像;B. 勾画后 CT 增强图像。

CT 增强图像上,脑组织内低密度液体影为侧脑室颞角,于 CT 上勾画海马时,首先找到侧脑室颞角,海马位于颞角后方。

201

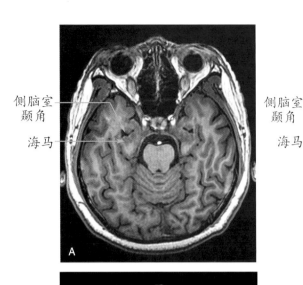

侧脑室
颞角

海马

侧脑室
颞角

海马

侧脑室
颞角

海马

图 16-4 侧脑室颞角层面

A、B. 勾画前、后 MRI T$_1$ 加权像,显示侧脑
室颞角后方的灰质结构为海马,界限清楚;
C. 融合图像显示根据 CT 图像勾画的海马
与在 MRI 图像上勾画的海马结构基本吻合。

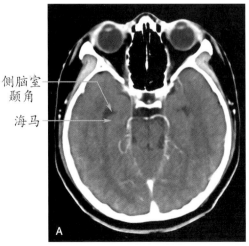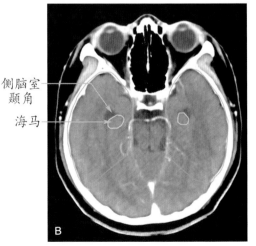

侧脑室
颞角

海马

侧脑室
颞角

海马

图 16-5 侧脑室颞角层面

A. 勾画前 CT 增强图像;B. 勾画后 CT 增强图像。

CT 增强图像上,脑组织内低密度影为侧脑室颞角,海马位于颞角内后方。

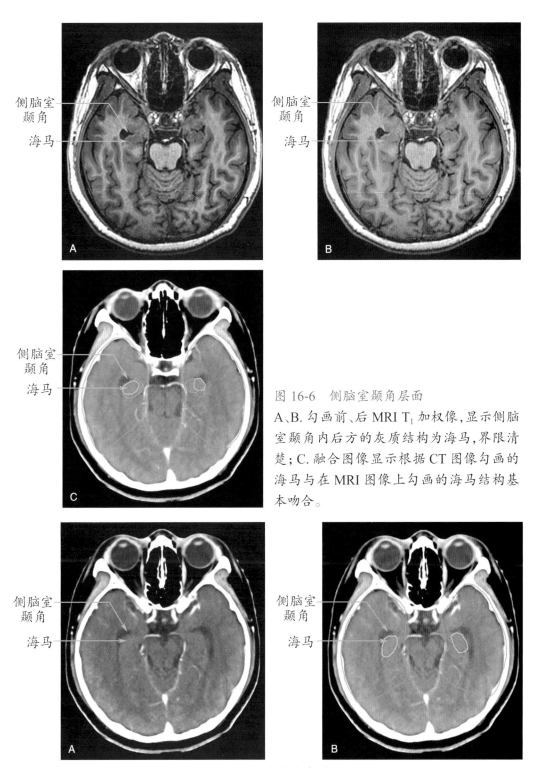

图 16-6 侧脑室颞角层面

A、B. 勾画前、后 MRI T₁ 加权像,显示侧脑室颞角内后方的灰质结构为海马,界限清楚;C. 融合图像显示根据 CT 图像勾画的海马与在 MRI 图像上勾画的海马结构基本吻合。

图 16-7 侧脑室颞角层面
A. 勾画前 CT 增强图像;B. 勾画后 CT 增强图像。

CT 增强图像上,脑组织内低密度液体影为侧脑室颞角,海马位于颞角内后方,紧邻颞角,内侧不超过脑干周围的脑池结构。

侧脑室
颞角
海马
脑池

侧脑室
颞角
海马
脑池

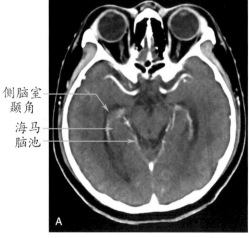

侧脑室
颞角
海马
脑池

图 16-8　侧脑室颞角层面

A、B. 勾画前、后 MRI T_1 加权像,显示侧脑室颞角后方的灰质结构为海马,界限清楚;C. 融合图像显示根据 CT 图像勾画的海马与在 MRI 图像上勾画的海马结构基本吻合。

侧脑室
颞角
海马
脑池

侧脑室
颞角
海马
脑池

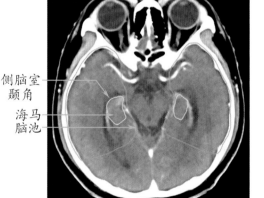

图 16-9　侧脑室颞角层面

A. 勾画前 CT 增强图像;B. 勾画后 CT 增强图像。

CT 增强图像上,脑组织内低密度液体影为侧脑室角,海马位于颞角内后方,紧邻颞角,内侧不超过脑干周围的脑池结构。

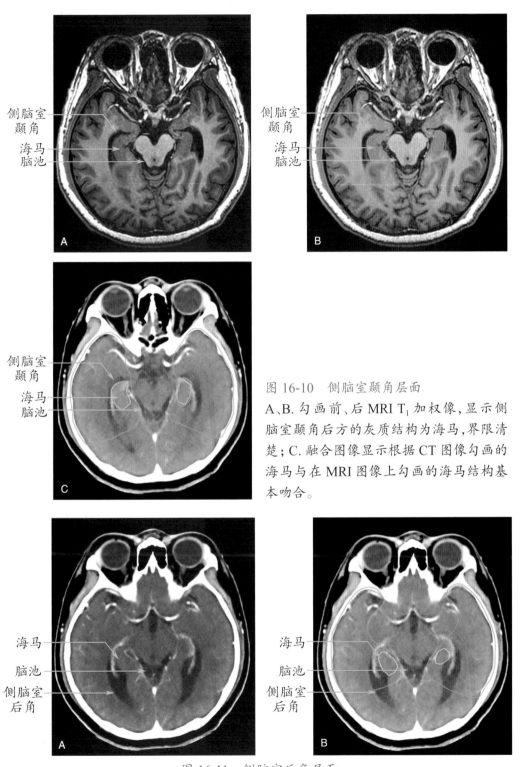

侧脑室
颞角

海马
脑池

侧脑室
颞角

海马
脑池

侧脑室
颞角

海马
脑池

图 16-10 侧脑室颞角层面

A、B. 勾画前、后 MRI T_1 加权像,显示侧脑室颞角后方的灰质结构为海马,界限清楚;C. 融合图像显示根据 CT 图像勾画的海马与在 MRI 图像上勾画的海马结构基本吻合。

海马

脑池

侧脑室
后角

海马

脑池

侧脑室
后角

图 16-11 侧脑室后角层面

A. 勾画前 CT 增强图像;B. 勾画后 CT 增强图像。

CT 增强图像上,脑组织内低密度液体影为侧脑室后角,海马位于后角内前方,紧邻后角,内侧不超过脑干周围的脑池结构。

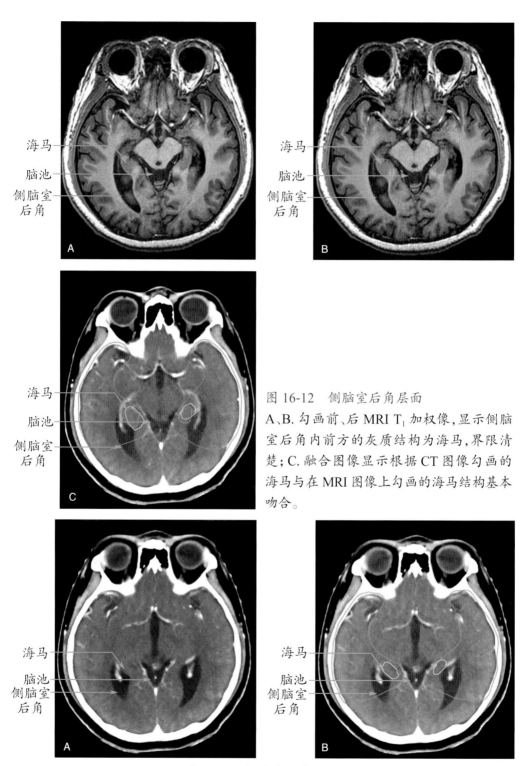

图 16-12　侧脑室后角层面

A、B. 勾画前、后 MRI T₁ 加权像,显示侧脑室后角内前方的灰质结构为海马,界限清楚;C. 融合图像显示根据 CT 图像勾画的海马与在 MRI 图像上勾画的海马结构基本吻合。

图 16-13　侧脑室后角层面

A. 勾画前 CT 增强图像;B. 勾画后 CT 增强图像。

CT 增强图像上,脑组织内低密度液体影为侧脑室后角,海马位于后角内侧,紧邻后角,内侧不超过脑干周围的脑池结构。

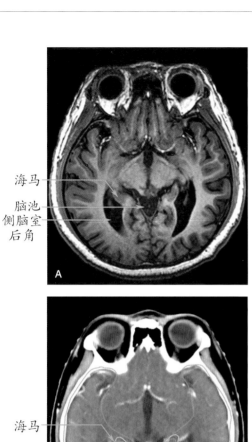

海马
脑池
侧脑室
后角

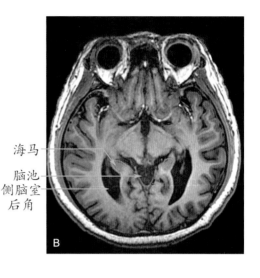

海马
脑池
侧脑室
后角

海马
脑池
侧脑室
后角

图 16-14 侧脑室后角层面

A、B. 勾画前、后 MRI T_1 加权像,显示侧脑室后角内侧的灰质结构为海马,界限清楚;C. 融合图像显示根据 CT 图像勾画的海马与在 MRI 图像上勾画的海马结构基本吻合。

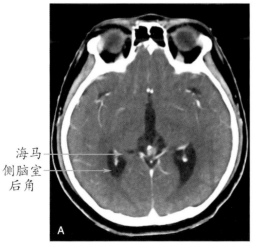

海马
侧脑室
后角

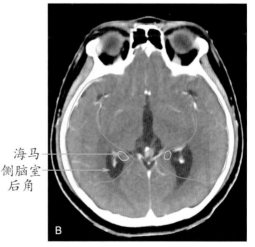

海马
侧脑室
后角

图 16-15 侧脑室后角层面

A. 勾画前 CT 增强图像;B. 勾画后 CT 增强图像。CT 增强图像上,脑组织内低密度液体影为侧脑室后角,海马位于后角内侧,紧邻后角,内侧不超过脑干周围的脑池结构。

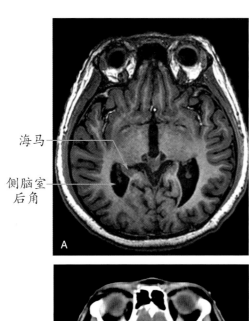

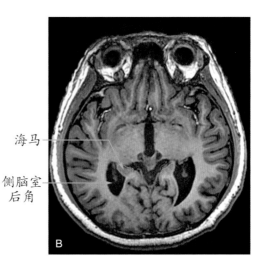

海马

侧脑室
后角

海马

侧脑室
后角

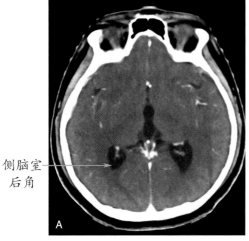

海马

侧脑室
后角

图 16-16　侧脑室后角层面

A、B. 勾画前、后 MRI T₁ 加权像，侧脑室后角内侧的灰质结构为海马，界限清楚；C. 融合图像显示根据 CT 图像勾画的海马与在 MRI 图像上勾画的海马结构基本吻合。

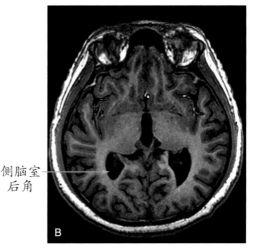

侧脑室
后角

侧脑室
后角

图 16-17　侧脑室后角层面

A. CT 增强图像；B. MRI T₁ 加权像。

CT 及 MRI 图像均可见侧脑室后角与侧脑室中央相连，为海马上界。

第三节 剂量限制的临床研究进展

海马放射性损伤是颅脑放疗后发生认知障碍的根本原因,主要表现为注意力、记忆、语言或执行功能损伤。研究报道,在保证处方剂量的前提下对海马进行保护可以保护患者的认知功能。(表 16-1)

表 16-1 海马剂量限制研究汇总

研究 / 作者	研究类型	放射治疗	限制剂量 /Gy	可接受剂量
Marsh	剂量学研究	WBRT	$D_{max} < 12$	–
Susko	回顾性研究	SRS	$D_{mean} < 16$	–
Suh	综述	WBRT	$D_{100\%} \leqslant 9$ $D_{max} < 16$	–

参考文献

［1］Marsh JC, Godbole RH, Herskovic AM, et al. Sparing of the neural stem cell compartment during whole-brain radiation therapy: a dosimetric study using helical tomotherapy. Int J Radiat Oncol Biol Phys, 2010, 78 (3): 946-954.

［2］Susko MS, Garcia MA, Ma L, et al. Stereotactic Radiosurgery to More Than 10 Brain Metastases: Evidence to Support the Role of Radiosurgery for Ideal Hippocampal Sparing in the Treatment of Multiple Brain Metastases. World Neurosurg, 2019, S1878-S8750 (19) 32929-8.

［3］Suh JH. Hippocampal-avoidance whole-brain radiation therapy: a new standard for patients with brain metastases ?. J Clin Oncol, 2014, 32 (34): 3789-3791.